C000117267

MÉDECINE
&
SCIENCES HUMAINES

Collection dirigée

par

Jean-Marc Mouillie

SIDA
UN DÉFI ANTHROPOLOGIQUE

FRANÇOISE HÉRITIER

SIDA
UN DÉFI ANTHROPOLOGIQUE

Textes réunis par

Salvatore D'Onofrio

LES BELLES LETTRES
2013

www.lesbelleslettres.com

Retrouvez Les Belles Lettres sur Facebook et Twitter.

*Tous droits de traduction, de reproduction et d'adaptation
réservés pour tous pays.*
*© 2013, Société d'édition Les Belles Lettres
95, boulevard Raspail, 75006 Paris.
ISBN : 978-2-251-43031-7*

AVANT-PROPOS

L'ANTHROPOLOGUE ET LE SIDA

Qu'il me soit permis de commencer cet avant-propos par une affirmation provocatrice. La lecture de ce livre n'expose pas à la contamination : au contraire ! Car, selon l'expression consacrée, connaître le sida est encore la manière la plus efficace de l'éviter. Ce mal « invisible et sournois » est aujourd'hui certainement mieux connu, et la mort annoncée par le passage de la séropositivité au sida avéré a été repoussée dans le temps grâce à la découverte des trithérapies. Il n'empêche que les chiffres de l'épidémie – surtout dans d'autres pays que la France – de même que la prévention – heureusement de plus en plus importante – sont là pour témoigner que le sida est bien loin d'avoir été défait. Ainsi, cette maladie a déjà une histoire et celle-ci est à même d'expliquer le sentiment ambivalent qui l'entoure : d'une part la déception, relevant du manque d'un vaccin, de l'autre l'espoir, alimenté par le prolongement de la vie des malades.

Composé d'articles et de préfaces, d'entretiens et de rapports, de présentations et de conclusions à des colloques, de textes restés parfois inédits, ce livre retrace, de par la variété des matériaux, une partie significative de la réflexion sur le sida autour des années 1990. L'auteur en est Françoise

Héritier, l'anthropologue dont la contribution au défi qui a été lancé pour éradiquer le virus, me paraît reposer tout d'abord sur la spécificité de son « engagement » : relier les exigences de la prévention et celles de la protection des malades (du droit au secret médical à l'accès aux soins) aux avancées qu'elle-même a imprimées à l'anthropologie, en particulier dans des domaines que la recherche sur le sida met en jeu. Il s'agit d'un engagement « substantiel », pourrait-on dire, qui mérite d'être expliqué. Je crois pouvoir affirmer que toute la production intellectuelle de Françoise Héritier, y compris la plus sophistiquée du point de vue des méthodes et des techniques d'analyse (concernant par exemple l'étude des systèmes semi-complexes de parenté), possède une dimension éthique dont les anthropologues s'accordent à dire qu'elle constitue un apport majeur à la discipline. Une dimension que Françoise Héritier a pu appliquer au cas du sida dès sa nomination par François Mitterrand à la présidence du Conseil national du sida (CNS) en février 1989 : elle a insisté sur l'éthique de l'information – c'est-à-dire comment vulgariser les connaissances scientifiques sur le virus de l'immunodéficience humaine (VIH) et les modalités de sa transmission, afin que le plus grand nombre les comprenne – ainsi que sur l'éthique de la responsabilité, qui vise à encourager un changement du rapport à l'autre : « Nous sommes responsables de nous comme de ceux qui nous entourent. Ces deux aspects ne peuvent être dissociés : pour me protéger, je protège autrui. » À commencer, bien sûr, par l'utilisation du préservatif.

La date de constitution du CNS est importante, car on sortait à peine de la conviction que le virus ne frappait que les « quatre H » – héroïnomanes, homosexuels, Haïtiens et hémophiles, bientôt remplacés par les (w)hores –, alors qu'il fallait réfléchir sur la manière dont il circule dans le corps social, non seulement sans distinction de sexe, de race ou de religion, mais encore par les fluides essentiels à la reproduction et au maintien de la vie : le sang, support du souffle vital ; le sperme, agent mâle de la reproduction ; le lait nourricier. Ce sont d'ailleurs ses travaux sur le rôle des humeurs dans la construction des systèmes de parenté qui ont poussé Claude Lévi-Strauss à désigner Françoise Héritier comme son successeur à la chaire d'anthropologie du Collège de France.

Ce n'est pas tout. La réflexion sur l'ambivalence vie-mort portée par les fluides n'aurait pas suffi, à elle seule, à atteindre le but que Françoise Héritier s'était fixé : développer une anthropologie comparée du sida capable de recouvrir les différentes sources du risque, de la sexualité non protégée à la toxicomanie. Pour ce faire, il lui a fallu remonter des données biologiques, communes à tous les humains, aux constructions identitaires et symboliques qui articulent la fonction des fluides au sein de chaque société. En Méditerranée par exemple, selon les conceptions aristotéliciennes, le sperme, résultant de la coction du sang chez cet être chaud et sec qu'est l'homme, non seulement est transformé à nouveau en sang (menstruel) dans le corps de la femme, mais est en outre considéré comme « porteur de l'identité ethnique et religieuse ». Ce cas nous permet d'imaginer comment la particularité des représentations propres à chaque société peut influencer la gestion des risques liés à la catastrophe du sida. Et cela sans oublier que derrière cette variabilité des représentations se trouvent des « chaînes conceptuelles » qui font partout système et dont aucune société ne peut se passer. L'analyse et la comparaison des diverses constructions identitaires relevant du jeu des fluides doivent être alors mises en parallèle avec une autre des procédures que Françoise Héritier utilise dans l'étude des comportements induits par le sida. Il s'agit d'une technique de décomposition initialement élaborée en linguistique structurale par Nicolas Troubetzkoy (inventeur de la notion de phonème) et que Lévi-Strauss avait appliquée de manière originale à l'analyse de phénomènes comme la parenté ou le mythe. En les appelant « butoirs de la pensée », Françoise Héritier cumule dans ces unités minimales de signification à la fois l'idée de constante et celle de dernière limite, ce qui revient à réduire à un niveau abstrait la complexité des phénomènes sociaux. Elle obtient ainsi des traits discrets à caractère universel qui sont à même de montrer, autant que pour la parenté, les possibilités logiques (et combinatoires) de la pensée dans ce domaine. Ces butoirs de la pensée ont quelque chose à voir avec ce que Françoise Héritier nomme la « valence différentielle des sexes » et, plus généralement, avec la problématique du rapport à autrui.

Les résultats de l'utilisation de cette procédure sont importants, puisque l'analyse anthropologique a permis à Françoise Héritier de voir, dans les inquiétudes à l'égard du syndrome et de la maladie, des éléments récurrents dont la saisie a beaucoup aidé à mettre de l'ordre dans le discours sur le sida. Comme elle le dit dans un entretien, la première de ces constantes est celle du rapport à autrui : « C'est toujours ailleurs que se trouve la faute originaire… c'est toujours l'autre qui est coupable » ; la deuxième est à rechercher au niveau de l'idée de contamination qui attribue encore à l'autre la responsabilité ; la troisième constante, Françoise Héritier la voit dans l'alternative qui se pose aux acteurs sociaux pour juguler l'épidémie : contraindre ou convaincre ? La dimension éthique associée au discours sur le sida a heureusement fait évoluer cette alternative vers la nécessité de convaincre plutôt que de contraindre.

Le défi aux idées reçues est à ce propos exemplaire. En faisant la soudure entre la valence différentielle des sexes et la construction du rapport à autrui, Françoise Héritier nous éclaire sur une question essentielle de l'anthropologie qu'elle prône, à savoir comment les humains peuvent contrer ce qui est au tréfonds de leur pensée et la conditionne : « On est toujours placé dans un rapport de valence différentielle de soi par rapport à l'autre : l'autre est potentiellement dangereux, celui par qui le malheur arrive et celui qu'il convient d'éliminer en cas de malheur surtout s'il est étranger. Je ne veux pas dire pour autant que ces convictions et leurs conséquences dominent partout et toujours, mais c'est une tendance que l'on trouve dans toutes les sociétés et que seuls l'amour privé ou la réflexion, qu'elle soit religieuse, éthique, philosophique, scientifique ou démocratique, contredisent. »

Nous voici donc dans une nouvelle façon de penser les relations sociales, qui nous est imposée par l'émergence du sida, et qui nous oblige à puiser dans d'autres valeurs que celles qui enferment les hommes dans l'insécurité et la peur. Car c'est désormais à d'autres formes de sentiments, tout aussi humains, tels que la solidarité, la confiance ou la tendresse qu'il nous faut impérativement faire appel.

Pour qu'ils puissent se déployer de manière efficace dans le corps social, ces sentiments doivent s'accompagner d'un changement radical des rapports entre les sexes. En effet, la maladie a révélé l'existence d'un accès différencié aux soins (celui-ci étant moindre pour les femmes par rapport aux hommes), ainsi qu'un prix plus important à payer pour les femmes, à cause de certaines croyances « hoministes » traditionnelles : le cas africain d'hommes malades du sida qui s'accouplent avec des jeunes filles impubères dans la conviction que cela pourra les guérir est à ce propos exemplaire. La valeur différentielle des sexes se révèle donc, une fois de plus, un point de départ obligé pour repenser la maladie et la société humaine. Dans cette réorientation du rapport à l'autre, la conception que l'on se fait du sida, et surtout du malade, joue le rôle d'un « révélateur social », capable de mettre au jour autant les contradictions et les faiblesses des sociétés humaines que les droits fondamentaux des individus. Que l'on pense aux homosexuels. Leur orgueil a été certainement stimulé par la stigmatisation dont ils furent victimes, eu égard au sida. Le fait qu'au tout début de la maladie ils purent apparaître comme frappés par une sorte de châtiment divin en raison de leur sexualité, est probablement, et paradoxalement, à l'origine d'un sentiment de fierté culturelle et communautaire à partir duquel des phénomènes tels que le *coming out* ou la revendication du « mariage pour tous » se sont développés. Le sida a agi ainsi à la fois comme un révélateur et un réformateur social. La sensibilité anthropologique n'en a pas été toutefois un à-côté mineur, puisqu'elle a permis d'aborder certains aspects de la maladie qui ne sont pas simplement sociaux ni strictement biologiques ou cliniques : je pense ici aux « fantasmes », que les médecins disent rencontrer sur leur route et pour la compréhension desquels ils recourent aux compétences des sciences humaines. Cette sensibilité a une double origine. D'une part, elle relève d'une longue tradition d'études anthropologiques sur les pandémies, anciennes et nouvelles, comme le choléra ou la grippe aviaire – Françoise Héritier rappelle que c'est même au cœur de la problématique de l'anthropologie sociale, de l'anthropologie des représentations, que se situe la nécessité de comprendre ces origines fantasmatiques du mal ; de l'autre, cette sensibilité relève directement des méthodes (générales, visant à la connaissance et à l'empathie vis-à-vis de l'autre) que la discipline a mises en place et qui font qu'au cœur des questionnements et des pratiques surgis à la suite de la pandémie du sida, les anthropologues ont toujours placé la dimension symbolique qui lui est propre et les droits des malades.

Je donnerai, en conclusion, un exemple emblématique des effets de cette sensibilité, qui montre comment les intellectuels peuvent infléchir les institutions dans un sens qu'ils croient plus juste. Parmi les avis que le CNS a donnés au gouvernement français sur différentes questions, et qui ont provoqué des grands débats dans l'opinion publique (celui sur le dépistage, par exemple), il y en a un, secondaire en apparence, qui a produit un résultat remarquable du point de vue éthique et symbolique : il s'agit de l'avis formulé dans le rapport intitulé « Prisons, confidentialité », à la suite duquel la médecine pénitentiaire fut rattachée au ministère de la Santé et non plus au ministère de la Justice. Ce changement de tutelle fut important car le dossier médical des détenus malades releva dès lors du secret médical. La confidentialité du dossier put ainsi être garantie par le médecin pénitentiaire, alors qu'auparavant les données tombaient automatiquement sous le contrôle du directeur de la prison.

La guerre contre le sida n'est pas encore gagnée, mais la lecture de ce livre autorise à penser qu'on y parviendra. La recherche sur le virus progresse et la condition des malades s'est améliorée, cela aussi grâce à la manière dont, dès les années 1990, s'est déployée l'activité des intellectuels et du Conseil national du sida. L'anthropologie y a joué un rôle non marginal. C'est la marque de noblesse de Françoise Héritier que d'avoir contribué à ranger le discours sur l'homme, tout en le renouvelant, du côté des souffrants : des plus pauvres, des plus faibles ou des personnes marginalisées afin qu'ils puissent retrouver leur dignité.

Salvatore D'Onofrio
Palerme, 2012

INTRODUCTION

En janvier 1989, de par la volonté du gouvernement et du Président François Mitterrand, furent créés trois organismes pour cerner et endiguer la progression de la maladie nouvelle qu'était le Syndrome d'immunodéficience acquise, mieux connu sous l'acronyme SIDA : l'Agence nationale de recherche sur le sida (ANRS), l'Agence française de lutte contre le sida (l'AFLS, disparue après quelques années pour être intégrée dans les rouages du ministère de la Santé) et le Conseil national du sida (CNS), lequel fonctionne toujours (ainsi que l'ANRS). Je fus la première présidente de cet organisme de réflexion qui devait se saisir des problèmes « éthiques et techniques » que cette maladie nouvelle posait à la société et qui avait été conçu comme devant refléter la « société civile » dans sa composition. Ce ne fut pas vraiment le cas (agriculteurs, artisans, ouvriers, employés, brillaient par leur absence...), mais l'accent était mis sur le fait que ses membres n'étaient pas nécessairement des spécialistes, c'est-à-dire des médecins ou des professionnels de la santé publique. Ils étaient surtout censés être représentatifs de courants de pensée, ce qui justifie la présence de représentants des grandes religions et de grandes associations.

C'est sans doute en raison de diverses considérations de cet ordre touchant à la représentativité de ces membres que je fus choisie comme présidente par François Mitterrand :

femme, ethnologue, appartenant à une institution de recherche prestigieuse et incontestée, et ne connaissant rien aux problèmes cliniques que posait le sida! Passé le premier mouvement d'incompréhension, de crainte et de refus (lequel fut récusé en haut lieu), la curiosité intellectuelle et la volonté de participer à un effort collectif de réflexion prirent le dessus chez moi, d'autant que je m'intéressais déjà, dans mes recherches personnelles et mon enseignement, à l'anthropologie du corps, de ses substances et humeurs, et plus particulièrement à la trilogie sang/sperme/lait qui sont, comme on le sait, les éléments par lesquels se transmet le VIH.

S'ensuivirent quelques années passionnantes et décisives, à mes yeux et à ceux, je suppose, des autres membres du Conseil : nous avons fait nos premières armes ensemble, car tout était à débroussailler, à cerner, voire à nommer. Comme nous avions la latitude de nous autosaisir et que tous les rouages de l'État devaient se mettre à notre disposition ou, à tout le moins, nous laisser faire si nous manifestions la volonté de mener une enquête sur un dossier, nous avons eu d'emblée toutes les audaces. Ainsi, nous avons attaqué de front dès le départ la question brûlante de « l'assurabilité » des séropositifs par les compagnies d'assurances, ou encore celles relatives au secret et à la confidentialité dans des situations collectives qui ne s'y prêtaient pas, comme la prison, l'hôpital, l'école, l'armée, même si à l'époque nous n'avons pu approfondir vraiment par une enquête de fond que la situation dans les prisons.

Notre rôle était de conseiller le Prince, le Conseil n'ayant aucun pouvoir d'intervention. Mais nous avons été suivis sur bien des points : rejet du dépistage universel obligatoire, établissement de normes collectives d'assurabilité, rejet de la « troisième peine » (l'expulsion de malades ou de séropositifs sortis de prison vers des pays où il leur était impossible d'être soignés), confidentialité en prison... C'est dans ce dernier domaine que se situe l'avancée la plus importante : le rapport et l'action du Conseil ont été utiles pour un changement majeur, qui vit passer la médecine pénitentiaire de la tutelle du ministère de la Justice à celle du ministère de la Santé.

Pendant les cinq années de ma présidence, j'eus l'occasion d'écrire un certain nombre d'articles ou de communications lors de colloques, de répondre à des questions posées par des journalistes ou des chercheurs, de faire des allocutions parfois improvisées et retranscrites pour publication. Ce sont ces textes que l'on trouvera ici, auxquels on a laissé, au moins pour la troisième catégorie, le caractère naturel de l'expression. S'y ajoutent le texte d'un rapport écrit conjointement avec le professeur Alain Sobel, qui fut vice-président puis qui me succéda à la présidence du Conseil en 1995, ainsi que celui de deux avis (l'un sur le dépistage obligatoire, l'autre sur la situation relative au secret médical et à la confidentialité dans les prisons) qui sont issus de nos travaux collectifs et dont l'écriture progressivement remaniée lors de nos discussions était confiée à un rapporteur, pour témoigner par l'exemple du type de travail accompli.

L'idée de ce recueil vient de Salvatore D'Onofrio, qui s'est aussi chargé de la sélection des textes et de l'organisation en chapitres. Je ne saurais trop le remercier pour cette initiative dont le bien-fondé ne m'est pas apparu tout de suite. Avec un peu de recul, l'intérêt, au moins historique, saute aux yeux. On voit les progrès, on décèle les constantes dans les représentations globales du mal. Mais il faut pour cela que le lecteur, en lisant ces textes, ait constamment en tête la date de leur écriture : entre 1989 et, en gros, 1997.

Progrès : en 1995, on comptait 50 décès par an pour 200 patients, et en 2010, 2 pour 700, soit, si je ne me trompe, un passage d'une mortalité de 25 % à 0,3 % en 15 ans. Constante : les médecins ont toujours une certaine inquiétude à proposer le dépistage devant le risque d'avoir à annoncer un mauvais diagnostic. Progrès : les choses ayant radicalement changé avec les trithérapies et la séropositivité annoncée n'étant plus inéluctablement l'annonce d'une mort certaine, des patients peuvent déclarer préférer être porteurs du VIH plutôt que d'avoir un cancer ou un diabète, maladies jugées plus inconfortables et contraignantes. Constante : le déni est cependant toujours là ; bien des patients ne viennent pas chercher le résultat de leurs tests, et beaucoup pensent que « comme ils sont mariés, et ni gays ni drogués, ils ne sont pas concernés » (éducatrice de Gonesse, *Le Monde* du 1er décembre 2011). Progrès : la transmission materno-fœtale qui était en 1990 de 30 à 35 % en Afrique (contre 15 à 20 % en Europe à la même date) a pratiquement disparu. Constante : le refus, mais le plus souvent l'impossibilité psychologique et sociale, de se protéger font qu'à chaque minute qui passe une jeune fille est infectée par le VIH dans le monde (selon le dernier rapport de l'Onusida, *Ensemble, nous pouvons en finir avec le sida*).

Progrès : il y a eu 30 millions de morts du sida depuis 1981. À l'heure actuelle et grâce aux trithérapies, si 5 à 6 % des séropositifs traités sont encore en échec thérapeutique, l'annonce de la contamination par le VIH n'est plus celle de la maladie à venir ni de la mort certaine. Constante : être devenu séropositif est toujours être devenu contaminant pour les autres. C'est donc sur ce point qu'il convient encore de faire porter l'action, avec l'objectif de diminuer de moitié les infections par voie sexuelle et de réduire la transmission par seringues interposées, ce qui veut dire conduire une sérieuse politique de prévention. Malheureusement, cela implique des efforts financiers qui ne sont pas faits alors qu'on estime que se produisent, par jour, 7 000 nouveaux cas de contamination sur la planète, soit 2 555 000 par an. La question des financements est inéluctablement au premier plan. Dans les pays qu'on ne dit plus du « tiers-monde » mais « à revenu faible ou intermédiaire », seule la moitié des infectés est traitée par antirétroviraux, soit environ 8 millions de personnes. L'objectif serait de passer à 15 en 2015, mais où trouver l'argent ? Il faudrait à cet objectif 24 milliards de dollars et il en manque le tiers, alors même que les pays concernés assument à 70 % leur charge nationale. L'argent fait même défaut pour la recherche de nouvelles voies thérapeutiques ou leur développement. Il existe (*Le Monde* du 24 juillet 2012) des possibilités scientifiques de faire reculer la transmission du VIH mais il faudrait à cela des moyens financiers considérables que seule une politique internationale réfléchie pourrait mobiliser, ce qui n'est pas fait. On sait en effet qu'il existe un groupe limité d'individus dont l'organisme résiste naturellement à l'infection. Or, en 2007, le patient connu sous le nom du « patient de Berlin » a reçu une transplantation de cellules souches de moelle osseuse provenant d'un donneur appartenant à ce groupe. Désormais le virus ne se retrouve plus dans son organisme et il ne peut donc plus le transmettre. C'est dans la culture de ces cellules souches que se trouve l'avenir d'une prévention assurée. Mais les moyens financiers pour mettre en œuvre les institutions et les appareillages nécessaires pour faire face à la demande sont énormes et la question n'est pas à l'ordre du jour.

Constante à nouveau, au-delà de la lancinante question financière et de l'indifférence des nations : celle des difficultés récurrentes suscitées par des modèles de représentation, dont il est largement question dans ce livre, qui aboutissent à la stigmatisation et à la discrimination des séropositifs et des malades. Dans certains pays, ils conduisent même à la mise en place de lois punitives qui éloignent de la prévention, et même des soins, les personnes touchées à l'occasion d'un rapport sexuel non protégé, les personnes à comportement à risques, les populations dites vulnérables (prostitué(e)s, usagers de drogue par injection, pauvres…). De simples comportements tolérés provenant d'administrations qui n'ont rien à voir avec la santé suffisent : ainsi, il n'y a pas si longtemps, alors même qu'était autorisé et recommandé l'échange gratuit de seringues pour éviter le partage de seringues contaminées, et que cet échange se faisait dans des bus spécialisés, il était fréquent dans les grandes villes françaises qu'un car de police stationnât à proximité, ce qui avait un effet dissuasif certain, on s'en doute, auprès des usagers potentiels. Les droits des personnes contaminées et des malades sont souvent bafoués sans que cela semble poser, ni localement ni internationalement, de véritables problèmes éthiques : depuis le dentiste qui refuse, en France, de soigner les séropositifs, à la divulgation des photographies et de l'identité des personnes concernées en Grèce, ou à la stérilisation autoritaire des femmes séropositives comme en Namibie, jusqu'à l'emprisonnement pur et simple des patients, comme ce fut le cas à Cuba.

C'est des raisons de cette grande peur et de l'évolution progressive toutefois ou de la transformation de certains de ses éléments, qu'il est essentiellement question dans ce recueil.

Depuis l'apparition de l'épidémie, nous sommes passés d'une analyse en termes de « groupes à risques », prédéterminés en quelque sorte par leur « nature » et leur identité (les quatre H : hémophiles, héroïnomanes, homosexuels, Haïtiens – *i.e.* Africains), à une analyse en termes de « comportements à risques » qui efface l'assignation à une nature, puis à une analyse en termes de « vulnérabilité ». Dans cette optique nouvelle, sur un certain fond fantasmatique, on retrouve quelque chose de l'assignation en raison d'une nature : l'Afrique est pensée comme particulièrement vulnérable pour bien des raisons : pauvreté, transition non accomplie, mutations violentes, poids des traditions... Cependant, les blocages devant l'usage du préservatif (lequel a une triple signification implicite pour les populations : la maladie tout d'abord en toile de fond, la « dépravation » de l'acte initial et la « dégradation » du statut des personnes qui s'en servent, assimilées à des personnes de mauvaise vie ou à des prostituées), avec leur cortège de raisons, ne sont pas spécifiques au continent africain. De même, le discours officiel sur les systèmes traditionnels de représentations et de croyances, qui seraient un obstacle aux messages de prévention et de santé publique, implique que la terre d'Afrique est terre d'élection pour cet obstacle particulier. Ce qui est faux. Les systèmes de représentations fonctionnent partout selon les mêmes règles élémentaires qui, pour certaines, ont une emprise directe sur le maniement intellectuel du fait sida, y compris dans les consciences européennes. En tout cas, ce que nous montre l'expansion asiatique du mal, c'est qu'il n'y a pas une spécificité africaine qui rendrait ce continent plus vulnérable que d'autres. Les conditions de la vulnérabilité sont les mêmes partout.

Quelles sont-elles donc ? La révolution médicale récente, dans ses difficultés d'application, nous désigne de façon aveuglante la composante structurale majeure qui est la domination. La vulnérabilité, qu'elle soit africaine, asiatique ou haïtienne, qui a remplacé sans toutefois l'abolir complètement l'imputation d'être des groupes à risques ou des lieux d'origine de la maladie, n'est pas une affaire de particularités intrinsèques mais de passage difficile au développement, de pauvreté, d'analphabétisme, pour des laissés-pour-compte. Nous sommes là au cœur d'un vaste système de domination, que l'opposition richesse/pauvreté soulignée ci-dessus rend immédiatement sensible en raison de l'aspect spectaculaire d'une discrimination par l'argent. Seuls les pays riches, ou ayant un système de prise en charge particulièrement développé, peuvent en effet offrir à leurs patients d'accéder aux coûteuses thérapies qui permettent de sortir de l'équation sida = mort annoncée. Si quelques pays comme l'Inde ont réussi à s'affranchir du protectionnisme imposé par de grandes multinationales pharmaceutiques en produisant des génériques à bas coût, les compagnies continuent d'intenter des procès en se protégeant derrière des brevets.

Mais ce rapport-là, où l'on voit que l'intérêt du profit est considéré comme supérieur à celui de la santé des humains, fait partie d'un ensemble plus large qui englobe aussi le rapport colonisateur/colonisé et dont la matrice première est le rapport universel des sexes tel qu'il fut établi par *Homo sapiens*. Ainsi, on peut estimer que la situation des femmes par rapport au sida sert de révélateur, non pas de façon adventice au même titre que d'autres facteurs que l'on pourrait énumérer, mais de façon nécessaire, en tant que matrice du modèle de domination.

On dit dans des sociétés africaines : « C'est des femmes qu'on le prend », sous-entendu le sida. Qui est ce « on » ? Ce sont les hommes, rabattus et eux seulement sur la catégorie d'êtres humains. Le retournement opéré ici, de façon naïvement spectaculaire, est du même ordre que le retournement premier qui a fait que le privilège de la fécondité et de l'enfantement des enfants des deux sexes par les femmes a eu comme revers l'imputation de la responsabilité de la stérilité aux femmes et la mainmise symbolique et sociale par les hommes sur la régulation de la reproduction. Les femmes sont considérées simultanément comme mineures, dangereuses, proches de la matière, voire de l'animalité et du mal. Des notables locaux parlent d'un idéal de prévention sauvage qui consisterait en la restauration d'un ordre ancien où jeunes et femmes « seraient soumis au contrôle des aînés ». On ne peut mieux dire, à travers cette assimilation, que toute femme est, quels que soient son âge et son statut, une cadette qui doit être contrôlée et soumise. L'espèce féminine est dangereuse parce qu'elle est soupçonnée ouvertement de pouvoir ou de vouloir se soustraire au contrôle masculin. Pour se prémunir contre ce danger, les femmes ont été tenues écartées de la pensée raisonnante et de l'accès à l'éducation. Maintenues dans l'ignorance, elles parviennent moins que les hommes au savoir, donc à la protection (on notera la difficulté particulière qu'éprouvent les femmes pour demander le port du préservatif à leur conjoint, ce qui est perçu par lui comme l'aveu d'un adultère ou, dans le même registre, l'abandon par le conjoint des épouses qu'il a contaminées et qui se retrouvent atteintes par le sida), et même aux soins. C'est par la combinaison de plusieurs facteurs qui les font passer peu ou prou du côté du sexe masculin que les femmes instruites et/ou indépendantes et/ou riches peuvent imposer le préservatif dans leurs rapports sexuels, ce que ne peuvent faire les femmes mariées ordinaires, les jeunes filles ou une fraction importante des prostituées. D'une certaine manière, de par leurs caractéristiques, ces femmes, dont le luxe est de pouvoir ouvrir un espace de négociation, entrent dans la définition du masculin.

Par des cheminements dont la logique entière ne peut être exposée ici, un rapport a été établi par l'esprit entre la nature froide, liquéfiante, attribuée à ce mal (diarrhées, émaciation…) et celle des femmes en âge de procréer qui ont perdu la chaleur de l'enfance, en raison des pertes menstruelles de sang. C'est à la lumière de cette logique des représentations que doivent s'interpréter des pratiques dont l'absurdité n'est qu'apparente (sans parler de la répulsion qu'elles suscitent) : à savoir l'utilisation par des hommes malades du corps de fillettes (ou de jeunes garçons à défaut), impubères et surtout vierges, pour se débarrasser du mal qui les mine par « retour à l'envoyeur ». Si l'envoyeur est censé être la catégorie globale des femmes dont, individuellement, la froideur encore accrue par la maladie attire à elle la chaleur du corps masculin et sa vitalité, celui-ci est censé pouvoir les récupérer en les prenant à la source, dans le corps de ces fillettes impubères et vierges (personne d'autre n'est venu se servir avant) où culmine la chaleur qu'elles n'ont pas encore perdue.

Les modes de fonctionnement de la pensée, tels qu'ils s'expriment dans les systèmes de représentations et de croyances de manière constante et universelle, peuvent être synthétisés dans le domaine qui nous occupe ici, celui des représentations du sida, en quelques points.

Le premier tient à la logique propre aux imputations : faiblesse d'une composante de la personne, sanction divine ou contrepartie immédiate d'une faute ou d'une erreur, ou encore agression subie, le langage de la « force », utilisé au masculin surtout, est le seul qui est censé permettre de contrecarrer au moins deux de ces origines. Mais c'est aussi celui qui est le moins susceptible d'aller dans le sens des techniques de prévention et de santé publique.

Le deuxième tient en la croyance en l'absence de solution de continuité, de frontières, entre les mondes du biologique, du cosmologique et du social. Ils sont mutuellement perméables : le corps est un territoire et le territoire un corps. Une atteinte dans un domaine peut avoir des répercussions dans le même domaine ou dans l'un ou l'autre des deux autres. Une infraction à la règle peut avoir des conséquences délétères sur soi-même, ou sur ses proches, son entourage, les animaux, la terre, le climat. Comme la sécheresse peut être due dans cette logique à l'anomie sociale, le sida, atteinte du corps en soi ou en double, peut être le résultat d'une faiblesse, d'une agression ou d'une sanction à la suite d'une faute ou d'une erreur commise par soi ou par un autre.

Le troisième est la grammaire propre à la contagion, au sens classique et philosophique du terme. Au sein de systèmes de classification en valeurs dualistes affectées à des polarités (force *versus* faiblesse, fraîcheur et humidité *versus* chaleur et sécheresse, par exemple), des attirances et des répulsions sont exercées entre elles par ces polarités. Absence de solution de continuité entre les mondes et attirance (ou répulsion) des identiques (ou des contraires), selon les occurrences rencontrées sur le terrain, fondent la grammaire usuelle de la contamination.

On le pressent, les choses sont un peu plus compliquées dans les représentations que se font les personnes dans le langage propre de leur culture que ce qui se passe réellement dans les corps, selon des processus pourtant fort complexes et qui prirent du temps avant d'être progressivement découverts. Il n'appartient pas qu'aux sciences sociales de veiller à ce que les responsables politiques de la santé ne jouent pas les apprentis sorciers. Mais il leur revient tout de même de leur montrer, en en dénouant un à un les nœuds, la logique interne des associations de pensée qui prévaut en ce domaine, les entrecroisements et entrelacements multiples qui interfèrent nécessairement avec les politiques, tant de soin que de prévention. Si cet ouvrage permet d'y aider, en permettant de prendre la mesure à la fois des progrès possibles en vingt ans et des résistances, il aura rempli son office.

Françoise Héritier
Paris, 2012

CHAPITRE PREMIER

FLUIDES VITAUX, IMAGES DE MORT ?

COMPOSER AVEC LE DANGER

Au moment où l'urgence nous cerne de toutes parts, où nous savons que 8 000 personnes en France souffriront du syndrome d'immunodéficience acquise en 1990[1*], et que si les voies de contamination sont bien le sang et le sperme (par voie homosexuelle et hétérosexuelle), il existe aussi une transmission materno-fœtale dont les effets sont dramatiques, notamment en Afrique (plus d'un million et demi de femmes infectées d'après les dernières sources d'observation et sans doute 500 000 nourrissons

---

1. *Les notes appelées par un astérisque ont été rédigées par l'auteur pour la présente édition ; les autres notes sont celles de l'édition originale des textes.*

* En 2010, d'après le *Bulletin épidémiologique* du 29 novembre 2011, près de 6 300 personnes ont découvert en France leur séropositivité, ce chiffre étant stable par rapport à 2009. Dans le monde, suivant les données 2007 de l'Onusida, 33,2 millions de personnes sont infectées par le VIH, dont 2,5 millions d'enfants de moins de 15 ans. Seulement 1,3 million de malades des pays pauvres bénéficient de traitements. Chaque jour 6 800 personnes sont infectées par le VIH et 5 700 meurent du sida ; une personne est contaminée toutes les 6 secondes.

infectés dans les deux ans à venir), et peut-être même une transmission par l'allaitement, il peut sembler dérisoire devant l'urgence de s'intéresser aux représentations touchant aux humeurs du corps, dans l'éventail de leur diversité, et cependant utile de le faire, pour mieux comprendre certaines réactions et comportements tant de l'opinion publique que de ceux qui, un jour, se découvrent séropositifs, ce « choc de l'événement pur ».

Reprenant ce que disait Marc Augé dans *Sida 2001*, ouvrage issu des travaux d'un colloque de la Fondation Mérieux, le sida, comme « fait social total », renvoie à trois constats :

– son image, qui est associée à celle d'une mort inéluctable, conduit à une représentation individuelle tragique du destin ;

– la révélation faite à l'individu, ce choc de l'impensable, pervertit à la fois le sentiment de l'identité individuelle et l'ensemble des relations que chacun a avec autrui ;

– l'idée même du sida produit des effets d'illusion spécifiques, autour d'un idéal de procréation contrôlée qui serait l'apanage des individus au comportement tel qu'assurés de leur bonne santé comme de celle de leur partenaire exclusif, la fidélité et l'abstention de toute sexualité extérieure seraient les garants de la reproduction de la « partie saine de la population ».

L'idéal sécuritaire dont Marc Augé parlait alors trouve son aboutissement dans une logique d'apartheid séparant des groupes préservés des « groupes à risques », utopie « sombre » et dangereuse s'il en est, porteuse de l'image de l'Autre comme vecteur de mort. Et de rappeler comment les frontières de cet Autre porteur de mort n'ont cessé de se rapprocher, de cerner au plus près le groupe qui se voudrait préservé : les Noirs sont touchés, mais pas les Blancs ; si, les Blancs le sont également, mais il s'agit d'homosexuels, puis de toxicomanes ; par le biais de ces derniers, oui, les hétérosexuels sont touchés également, comme ils le sont par les rapports avec des prostitués mâles ou féminins; enfin, il faut bien l'admettre, même le rapport avec un partenaire encore inconnu, n'appartenant à aucune de ces catégories dites à risque, est cependant à risque, et il n'y a de recours assuré que dans la protection de tous les rapports extraconjugaux, et encore dans la mesure où l'on peut être sûr que ceux-là représentent le dernier bastion de la certitude de n'être jamais contaminé.

Cette image de la mort qu'apporte Autrui en toute ignorance mais aussi, comme on le pense parfois, en toute connaissance de cause, est une image fatale pour toute société si, sur cette pente également fatale de la représentation d'autrui, nous ne pouvons collectivement dresser le barrage de la prise de conscience de la solidarité.

On pourrait penser que rien de tout cela n'est neuf, au regard d'autres épidémies meurtrières, s'il n'y avait cette triple spécificité :

– l'infection n'est pas la maladie, mais l'annonce d'une maladie potentielle qui, elle, est à l'heure actuelle mortelle dans des délais qui sont imprévisibles, même si des statistiques permettent de cerner les temps du plus court au plus lointain;

– l'infection est irréversible et le porteur du VIH sera, pense-t-on, inéluctablement transmetteur potentiel sa vie durant;

– l'infection passe par des fluides essentiels qui sont ceux de la vie et à partir desquels sont bâties nos différentes manières humaines de penser l'identité, la parenté, la filiation, l'alliance. Constitutifs de la personne, de son identité la plus profonde, de sa vie, ils deviennent ainsi la pure matérialisation du mal, d'un mal invisible et sournois qui ronge l'être, et ronge les rapports et l'idée même des rapports que cet être peut entretenir avec autrui. On entre dans l'ère du soupçon et de l'inquiétude, pour soi, dans la relation à autrui.

Pourquoi cette particularité des modes de transmission est-elle si essentielle? Elle contredit nos idées traditionnelles sur la contagion, la contamination, l'infection, et il n'est pas inopportun de rappeler que les représentations fortes de la contagion par simple contact, ou coprésence dans un même lieu, par l'air que l'on respire ou l'usage de mêmes objets, est une idée dont la présence historique est si ancienne et si ancrée qu'il est extrêmement difficile de la faire sortir du champ des représentations en ce qui concerne l'infection par le VIH.

Elle l'est surtout parce qu'elle touche à quelque chose de profondément archaïque. Bien sûr, et cela s'est dit et redit maintes fois, l'image de la mort annoncée est véhiculée par ce qui est normalement l'image même de la vie : le sang, support du souffle vital, le lait nourricier, le sperme, agent mâle de la reproduction. Mais on ne peut s'arrêter à ce seul constat.

Si je parle d'images extrêmement archaïques mais toujours présentes, c'est que l'homme des origines dégagé de l'animalité a pris comme matière première de sa réflexion ce qui lui était le plus proche, à savoir son propre corps et le milieu dans lequel ce corps était plongé, milieu climatique, milieu géographique, milieu social, et que nous vivons toujours sur le modèle conceptuel que cet « homme » nous a transmis. C'est la différence des sexes qui représente le butoir ultime de la pensée, différence sur laquelle s'articulent des oppositions fondamentales, dont la toute première, me semble-t-il, en ce qu'elle prend son origine dans cette altérité sexuelle absolue, oppose l'identique et le différent, et entraîne derrière elle l'ensemble des conceptions premières que Gerald Holton appelle des *themata* archaïques, qui sous-tendent tout discours scientifique comme toutes représentations populaires. Il serait absurde de penser que le discours scientifique serait, lui, dégagé de ces *themata* qui sous-tendent toute production intellectuelle, et dont la nécessité à être vient de ce qu'ils procèdent de propriétés tirées du réel comme de la nature de l'esprit humain qui lui-même fait partie du réel observable. La matière première du symbolique est donc le corps. La mise en contact intime des corps est nécessaire pour procréer, et il n'y a pas de sociétés humaines qui n'aient construit de théories montrant comment, par ce contact, des substances humorales se touchent, circulent, s'échangent.

Je prendrai quelques exemples rapides : pensée savante comme pensée populaire associent les trois humeurs principales que sont le sang, le sperme, le lait.

Aristote, par exemple, voyait dans le sang, avatar épuré de la nourriture ingérée, l'objet d'une coction particulière dont le résidu le plus pur est le sperme, parce que l'homme, chaud et sec de nature, réussit cette coction, alors que la femme, humide et froide dès sa sortie de l'enfance, puisqu'elle perd son sang au lieu de le conserver, n'atteint un degré de chaleur suffisant que dans les derniers mois de grossesse, degré de chaleur qui lui permet d'opérer une transmutation de qualité inférieure à celle que réussit l'homme : elle transmue son sang en lait.

Dans la pensée hindoue, on trouve des chaînes plus complexes encore, qui impliquent la totalité du cosmos et la nécessité de la crémation : de l'eau du ciel vient la terre, de la terre provient la nourriture, de la nourriture le sang et le sperme qui font l'homme, et c'est le corps de l'homme brûlé qui réamorce le cycle fertilisant, lequel commence avec l'eau du ciel.

On trouve presque partout ce rapport intime entre les trois humeurs, et plus particulièrement l'idée que le sperme masculin, avatar dernier du sang sous sa forme la plus pure, est *porteur* du sang. Il se transforme à nouveau en sang dans le corps des femmes. Jean-Joseph Virey écrivait encore au siècle dernier que le sperme de l'homme fait l'abondance des règles des femmes mariées. Dans bien des sociétés dites primitives, où parfois la femme n'est conçue que comme un réceptacle, les rapports sexuels sont obligatoires pendant la grossesse, parce que c'est le sperme qui, soit nourrit l'embryon et lui apporte sa part constitutive de sang et de chair (les répartitions des rapports du père et de la mère varient selon les sociétés, le cas extrême étant celui où la mère prête seulement son corps sans rien fournir d'essentiel à l'enfant), soit le façonne et lui donne la forme qui est celle de l'espèce humaine. Dans nos sociétés, la simple expression qui postule qu'un homme a des enfants de son sang, implique immédiatement, par prétérition, que le sperme est le véhicule du sang. C'est là la base de toutes les théories de la consanguinité et, notamment, de la consanguinité agnatique.

Des systèmes de pensée admettent des apports combinés du père et de la mère. Un de ceux que je connais le mieux, celui des Samo du Burkina Faso (ex-Haute-Volta), montre une image extraordinaire du sang, substance multiple, faite à la fois d'une dotation de naissance, qui vient du père, et d'une création continue qui se fait, grâce à la nourriture, dans le corps humain, à partir de la moelle des os. Mais cette image très moderne de l'érythropoïèse, en quelque sorte, est encore plus intéressante lorsqu'on sait que, dans cette société, squelette et moelle viennent de la mère, donc des ancêtres maternels, et donc que le sang du père est aussi un composite. On arrive alors à une conception extrêmement raffinée du sang comme une juxtaposition d'éléments que j'appellerai dominants et récessifs, homme et femme ne transmettant à leur progéniture que quatre des huit éléments de sang qu'ils possèdent. Le champ matrimonial est accordé à cette représentation, car il sera impossible à tout individu de prendre un partenaire qui a les mêmes souches sanguines majeures que lui, alors que le partenaire idéal est celui qui partage avec lui les mêmes souches disparues, celles qui n'ont pas été transmises par les parents, sauf à l'état d'infimes traces qui impliquent cependant une certaine compatibilité des sangs. Le rapport avec un sang totalement étranger est un rapport brutal, aux conséquences imprévisibles, qu'il convient souvent d'atténuer par des méthodes particulières de mithridatisation.

L'idée que le sperme vient des os et de la collecte du sperme via les os, la boîte crânienne et le canal médullaire, fut aussi une idée savante. Elle est encore représentée par Léonard de Vinci dans des coupes sagittales de copulation où l'on voit nettement la liaison qui existe entre la colonne vertébrale et les canaux séminaux. Des représentations chinoises, dites des Trois Cuiseurs, montrent la même liaison, pour ne pas parler des nombreuses théories locales qui assimilent cerveau, moelle et semence, et ce depuis la plus haute Antiquité (puisqu'on les trouve par exemple dans des papyrus vétérinaires de la première dynastie égyptienne). L'image de la toxoplasmose cérébrale comme l'une des formes ultimes de la maladie du sida rencontre l'idée que le sperme est bien situé là, dans le cerveau.

Pour le lait, les choses peuvent aller encore plus loin. Bien des sociétés pensent qu'existe ce rapport étroit entre sang, sperme et lait décrit par Aristote, dans l'ouvrage *De la génération des animaux*. Mais on y ajoutera le fait que ces liqueurs sont censées être perméables les unes aux autres d'une part, et parfois, dans un grand nombre de sociétés, que le lait provient de l'homme d'autre part.

Liqueurs perméables les unes aux autres : des liaisons sont censées exister dans le corps des femmes entre vagin, utérus et mamelles. Dès Sumer, on décrit le cas de l'enfant fiévreux, qui a des écoulements de mucus nasal chargé de sang, qui se détourne du sein parce qu'il a « mauvaise odeur ». Expression clairement expliquée chez Ambroise Paré, mais aussi dans bien des populations africaines de ma connaissance : le lait a « mauvaise odeur » et est pernicieux pour l'enfant quand la mère ou la nourrice a repris le commerce sexuel avec un partenaire ou lorsqu'elle a à nouveau ses règles. Le rapport sexuel est nuisible à l'enfant moins par le risque de nouvelle fécondation qu'il entraîne (Ambroise Paré ne cite cette raison qu'en quatrième position) que parce que le sperme, de même nature et origine que le lait, est cependant trop fort pour être assimilable directement par l'enfant, alors qu'il est censé néanmoins pouvoir parvenir à la bouche enfantine par l'existence de ces canaux qui permettent sa montée jusqu'au sein maternel. Les médecins hygiénistes du XIXe siècle (Antonin Bossu ou Virey, déjà cité) conseillaient aux épouses ou aux nourrices, qui ne pouvaient s'y soustraire, de mettre le maximum de délai possible entre le coït et la tétée. Sans donner explicitement la raison, ils entendaient – par prétérition – autre chose que le risque encouru d'une nouvelle grossesse que la lactation aurait tari.

Mais le lait peut aussi provenir de l'homme. C'est, par exemple, la conception princeps sur laquelle est fondée la parenté de lait du monde arabe pré et postislamique. Des frères et sœurs de lait, nourris chacun par l'une des coépouses d'un même homme, ne peuvent se marier, du fait de l'interdit de parenté de lait, parce qu'ils participent tous deux de la même substance qui leur vient du mari commun de leurs nourrices, pour ne citer que ce cas exemplaire.

On le voit, à travers ces exemples si schématiquement brossés, c'est toute l'image de l'identité de l'individu, de l'inscription dans les lignes de filiation et du choix du conjoint, qui est en filigrane derrière les représentations associées et non dissociables des différents fluides du corps.

C'est pour ces raisons (cette liaison fondamentale entre les représentations associées des fluides du corps et la règle sociale) qu'il s'agit d'images fortes et pas seulement parce que sang, sperme et lait sont les supports de la vie et qu'il est antinomique de les concevoir comme images de mort. C'est vrai bien sûr mais, si je puis dire, cela vient en second. En premier viennent toute la réflexion et les interrogations de l'homme en société sur ce qui construit son identité et son rapport à autrui. C'est l'ensemble de ces images archaïques qui sont profondément touchées par l'invasion du VIH. Parce que c'est justement ces cibles-là qu'il vise, c'est aussi en fonction de cela que les réactions qu'il entraîne – de la peur à la négation de soi et d'autrui, du refus de savoir à l'enfermement dans son ghetto protecteur intime, sans parler des comportements plus prosaïques à l'égard de la nourriture ou à l'égard des signes cliniques que sont symétriquement la diarrhée et l'émaciation, l'amaigrissement, signes traditionnels dans d'autres sociétés de la rencontre d'humeurs qui n'auraient pas dû se rencontrer – doivent être analysées et comprises afin d'en tirer si possible les ajustements préventifs nécessaires pour rendre le phénomène brutal de la pandémie du sida, sinon acceptable en esprit par ceux que le virus a touchés, du moins tolérable dans la pratique de l'altérité, ici dans notre monde européen et au-delà.

Comme l'écrivait Daniel Defert, « le VIH clive le corps en corps physiologiquement menacé [...] et corps socialement menaçant », en blessure et obus à la fois[2]. Tous les problèmes que nous rencontrons sur notre route partent de cette très simple constatation qui fait se mêler inextricablement les droits et les devoirs de l'individu, les droits et les devoirs de la société d'autre part. La plupart des questions auxquelles nous sommes confrontés impliquent un choix à opérer, une priorité à établir ou un compromis à effectuer entre les droits de l'individu et ceux de la société et, selon les États, les réponses données peuvent être très différentes. On peut mettre en lumière des disparités selon qu'il s'agit de pays européens occidentaux, de pays de l'Europe de l'Est, ou de pays américains, dans l'exercice du secret médical et de la confidentialité en ce qui concerne la séropositivité d'un individu à l'égard de son ou de ses partenaires sexuels.

Nous avons, en France, au cœur de ce dilemme, choisi de façon délibérée, au niveau politique le plus élevé, la protection des droits de l'individu, sans vouloir négliger pour autant la protection du corps social, ce qui implique nécessairement à la fois la responsabilisation des individus dans leurs comportements à l'égard d'autrui et symétriquement la nécessité de la solidarité.

Dans le discours de clôture de la première session du Comité international d'éthique sur le sida, en juin 1989, François Mitterrand mettait en effet en évidence les points essentiels qu'il souhaitait voir accepter par la communauté

---

2. D. Defert, « Un nouveau réformateur social : le malade », *Libération*, rubrique Rebonds, 14 août 1989 (texte de l'intervention à la séance plénière du mardi 6 juin 1989 à la Ve conférence internationale sur le sida à Montréal).

internationale. Soulignant la difficulté de trouver le juste équilibre entre le droit et le devoir de l'individu, le droit et le devoir de la collectivité, la nécessité de répondre au malheur des hommes et de préserver leur identité mais aussi celle d'adopter des politiques responsables dans des domaines très concrets, très matériels (comme les règlements sanitaires ou les procédures d'assurance), il ajoutait qu'il ne pouvait y avoir de « bons comportements éthiques » (entendons par éthique la morale qui régit les rapports de l'homme en société) sans un considérable effort de recherche, sans solidarité, sans refus de l'exclusion, de la ségrégation, de l'enfermement, qu'il fallait « imposer les règles de la raison, de la science et de l'éthique dans le bouleversement des passions, dans les luttes de pouvoir, face au mépris de l'individu et de l'homme... », qu'il fallait « tenir compte des autres et rechercher le point commun entre les intelligences et les croyances ».

Ce programme d'orientation politique désigne un cap difficile à maintenir, mais qu'il conviendra de maintenir à toute force, dans des conditions qui deviendront de plus en plus difficiles dans les décennies qui viennent, si des solutions thérapeutiques efficaces ne sont pas trouvées et si, comme on peut l'inférer par le calcul des probabilités et le calcul Delphi, la situation mondiale en général et française en particulier, empirait gravement. Car les exemples historiques connus nous montrent qu'en cas de grave danger encouru par le corps social, le pouvoir politique réagit en utilisant avec brutalité les moyens drastiques qu'il juge alors appropriés pour juguler le fléau.

Il nous faut donc prendre les devants : par une recherche scientifique active, consciente de l'état d'urgence où elle se trouve placée, par une saine information du public, par la prise de conscience de la responsabilité des individus à l'égard d'eux-mêmes et d'autrui, par la formation, par l'apprentissage de la tolérance et de la solidarité.

Ce n'est pas simple, il faut bien le dire, face aux réactions de panique que suscite ce mal, et qui tiennent pour beaucoup à ces représentations archaïques que j'ai anthropologiquement et schématiquement brossées. Infléchir les comportements n'a jamais été une chose aisée, surtout dans le domaine intime de la sexualité et, dans le cas présent, parce que la maladie n'a pas encore « émergé totalement dans la conscience collective » (éditorial de *Sida 89*, n° 11). Elle est le plus souvent vue à une distance salutaire pour soi. Accepter la prévention pour soi, écrit l'éditorialiste, c'est déjà accepter la présence du sida, et accepter l'idée que dans son entourage proche quelqu'un pourrait un jour être atteint. Soi-même peut-être.

Alain Molla a montré récemment, à propos d'un procès mineur où l'avocat dévoilait, sans son consentement, la séropositivité de son client comme argument à décharge, comment le système judiciaire et carcéral pouvait faire fi, dans notre société, des droits élémentaires de l'individu et, au premier chef, de la confidentialité de l'information médicale.

Le sida, dit-il, met en danger les grands principes sur lesquels notre société est fondée.

La liberté tout d'abord. Le dépistage doit rester un acte volontaire, protégé par le secret : parce que la transmission est maîtrisable s'il y a un accompagnement sérieusement fait de la révélation débouchant sur des comportements responsables ; parce que tout système coercitif implique évasion et dissimulation ; parce que le rapport médical doit être fondé sur la confiance.

Il convient de s'opposer à toute législation d'exception qui concernerait le sida seul, qu'il s'agisse du droit du travail, du droit des assurances, du droit des étrangers, du droit pénal…

Jusqu'à présent existe un problème de définition juridique. Le sida est classé comme maladie contagieuse, ce qui permet de recenser anonymement les cas de sida déclarés, mais on insiste, ce faisant, sur la notion de contagion, avec le cortège d'idées fausses sous-entendues auxquelles nous avons fait allusion plus haut, et non sur celle de la transmission maîtrisable. Cela dit, il s'agissait de ne pas l'assimiler aux maladies proprement vénériennes, ce qui déclenche, selon les termes de l'article L. 255 du Code de la santé, tout un monde de mesures coercitives qui vont jusqu'à l'emprisonnement en cas de refus de traitement. Or toute coercition est fondamentalement incompatible avec la dignité de l'individu souffrant et l'incurabilité actuelle du mal dont il est atteint.

Le sida met à mal également notre notion de l'égalité. François Mitterrand, dans le discours cité ci-dessus, disait que l'accès aux soins était un droit essentiel. Je ne parle même pas ici de la plus scandaleuse inégalité en ce domaine, celle qui sépare les habitants des régions sous-développées de notre planète, en Afrique surtout, des habitants des régions développées. Mais dans notre propre société, cette égalité n'est pas réalisée, que cela tienne à la réticence de certains éléments du corps médical, à l'abandon du suivi de certains séropositifs laissés à eux-mêmes, à leurs peurs, à leur angoisse, une fois l'annonce faite, à la misère de la condition carcérale où il n'y a pas indépendance véritable du médecin, où le secret et la confidentialité ne peuvent être garantis, non plus que le respect de la volonté du malade.

Plus généralement, et quoi qu'on en dise, la protection sociale n'est pas absolue. Notre système de protection est certainement l'un des meilleurs qui soient, mais même s'il n'est plus possible désormais de licencier pour cause de maladie, arrive un moment où le malade ne peut plus avoir d'activité professionnelle suivie. Même dans la fonction publique, la protection s'achève au bout de trois ans. Que dire des demandeurs d'emploi, de ceux qui sont exclus de l'assurance-chômage ? S'ils sont bien pris en charge à 100 % à l'hôpital lors de leur séjour, le corps social ne se préoccupe pas de ce qu'il advient d'eux à la sortie, sort désespérant lorsque la famille, le voisinage, les amis font défaut. Des associations prennent en charge, mais elles ne sont pas encore assez nombreuses. Le Dr Claude Olievenstein écrivait avec justesse que le volet social de la prise en charge des malades est réduit au stade artisanal ou à la débrouillardise. « Bien plus de gens qu'on le pense sont dépourvus de couverture sociale et c'est un leurre que de prétendre que l'assurance volontaire, le Revenu minimum d'insertion (RMI) ou l'aide médicale gratuite peuvent être des solutions. C'est trop compliqué, trop long, ou psychologiquement impossible » pour le malade (*Sida 90*, n° 12).

Ainsi, le sida met aussi en crise ou en déroute nos idées de sécurité sociale et de solidarité comme il sert de révélateur aux contradictions profondes de notre morale individuelle. Il n'y a pas de malades innocents et de malades coupables. Sujet tabou par excellence, la sexualité n'est pas coupable, et il faut continuer à le dire haut et fort dans les campagnes d'information.

Composer avec le danger[3], c'est composer aussi avec le danger que nous portons tous virtuellement en nous : celui qui porte à stigmatiser socialement l'Autre « d'un attribut qui jette un discrédit profond, alors que c'est en termes de relations et non d'attributs qu'il conviendrait de parler »[4].

Les vraies questions que nous allons avoir à nous poser et à résoudre impliquent à la fois la responsabilité des individus et la solidarité du corps social, qu'il s'agisse de l'accueil des malades (formation des personnels contre les risques de discrimination, de méfiance, de panique), qu'il s'agisse de la recherche de solutions autres que l'hospitalisation (appartements thérapeutiques, hospitalisation à domicile), de l'accompagnement psychologique des séropositifs, qu'il s'agisse du respect des droits des séropositifs et des malades (libre consentement nécessaire aux tests), de l'humanité dans la communication de la réponse (il arrive que

---

3. Paraphrase du titre d'un ouvrage de Marcel Calvez, Institut régional du travail.

4. E. Goffman, *Stigmates. Les usages sociaux des handicaps*, Paris, Les Éditions de Minuit (« Le sens commun »), 1963.

ce soit fait par simple courrier), du suivi pour s'assurer que la personne à qui l'annonce est faite a la capacité de soutenir le choc de ce qui est jusqu'ici « une mort annoncée », de la lutte contre toutes les formes d'exclusion, dans le droit d'accès au logement, le droit au travail, le droit de la libre circulation, l'accès aux assurances... Même dans la fonction publique, plus encore même à l'Assistance publique, on connaît des cas isolés de refus d'embauche pour séropositivité.

Dans le travail de prévention, formation et information, dès que chacun accepte d'entrer dans une action concrète, même minime, un point est gagné dans les domaines que nous devons préserver de la liberté, de l'égalité, de la solidarité, de ce qui fonde les Droits de l'homme.

C'est d'une certaine manière la tâche du Conseil national du sida, en tant qu'organisme bénévole représentatif du corps social, de veiller en ce domaine, par la réflexion qu'il mène d'ordre éthique et technique tout à la fois, sur les dossiers qui lui sont confiés par le gouvernement, à éviter le piège d'une double discrimination :

– que les séropositifs et ceux « qui vivent avec le sida » ne souffrent pas d'exclusion, de discrimination ou d'enfermement quel qu'il soit, dans leur vie quotidienne ;

– mais aussi que le sida ne soit pas constitué en maladie « à part » impliquant des conduites et des législations particulières qui différeraient du cas général des autres grandes pathologies ou des maux ordinaires dont nous souffrons et dont tous un jour nous mourrons.

SAVOIRS ET REPRÉSENTATIONS

Nous vivons dans une culture qui nous imprègne, qui fait qu'un certain nombre de choses sont conçues comme naturelles, comme allant de soi, et sont énoncées de cette façon. Dans la réalité de la transmission du sida, on sait qu'il est porté par trois vecteurs qui sont des humeurs du corps : le sperme, le sang et le lait. Or ces trois vecteurs sont mutuellement fortement connotés.

Le sang est impliqué dans un certain nombre d'occasions. Des enfants sont contaminés *in utero*, mais peuvent aussi être contaminés au cours du processus d'accouchement ; il est impliqué dans les transfusions sanguines ; et aussi dans le contact de peaux et muqueuses écorchées.

On parle beaucoup actuellement des risques sportifs, particulièrement la boxe, le rugby qui sont des sports violents où deux plaies, si je puis dire, peuvent se rencontrer. Encore qu'il s'agisse plutôt d'un fantasme, d'un risque mineur. Il y a naturellement toutes les piqûres accidentelles. Dans le contexte hospitalier, on le sait bien ; quand on ne se protège pas, dans un moment de stress, l'aiguille glissera au moment de poser un cathéter ou de faire une intraveineuse…

Il y a aussi l'échange de seringue entre toxicomanes et peut-être – je dis bien peut-être parce que je ne crois pas qu'il y ait de cas avéré – la manipulation de linge souillé de sang frais à mains nues, avec des mains qui présenteraient des lésions. C'est là au total, les possibilités de transmission du virus par le sang.

Le sperme et les liquides vaginaux vont jouer un rôle lors des relations sexuelles parce qu'ils passent à travers des muqueuses fragiles, celles des orifices naturels qui peuvent être utilisés pour l'exercice sexuel. Ce qu'il faut savoir et qui n'est pas toujours su, c'est que le spermatozoïde lui-même n'est pas porteur du VIH, c'est le liquide qui véhicule le VIH. Je prends un cas particulier qui a été traité par le Conseil national du sida et qui a un immense intérêt intellectuel, bien qu'il concerne un faible nombre de personnes. Une demande émanait du Centre d'étude et de conservation des œufs et du sperme humain (CECOS) : « Peut-on satisfaire à la demande d'insémination artificielle avec donneur, dans le cas des couples où l'homme n'est pas stérile mais séropositif, sa compagne étant séronégative ? » Il entend ne pas la contaminer – donc ils souhaitent protéger leurs rapports –, mais il entend cependant ne pas la priver dans son désir de maternité. Ils ont donc l'idée du recours à l'insémination avec donneur (IAD) et la question posée par le CECOS était : « Faut-il considérer que la séropositivité équivaut à la stérilité ? » Bien évidemment il n'en est rien, un homme séropositif est parfaitement fécond. Le problème était de savoir si l'on pouvait traiter ce cas de la même manière sur le plan philosophique. Une des questions qui a été posée à ce moment a été de savoir si le virus était présent dans le spermatozoïde. La réponse a été non. Nous avons ensuite demandé s'il n'était pas possible de faire des concentrés de spermatozoïdes qu'on mettrait en contact avec l'ovule de la femme par insémination artificielle mais avec le sperme du mari. Mais, apparemment, c'est une technique qu'on ne possède pas encore. En tout cas, les spermatozoïdes ne sont pas porteurs du VIH. Il faut savoir aussi dans le cas particulier de la transmission par les liquides sexuels et notamment le sperme, que son ingestion, tout comme celle du sang, n'est pas à risque, en tant que bol alimentaire. Par la voie digestive, le sperme comme le sang, ne présentent pas de risque.

Le lait représente une possibilité de transmission de la mère à l'enfant. Ce peut être aussi le simple fait d'allaiter. Les gerçures ou blessures du mamelon et les blessures de la bouche du bébé, ne serait-ce que lors de la percée des dents, sont des occasions de mise en contact permettant cette contamination par l'allaitement, que l'on connaît pour avoir décrit un cas très célèbre en Union Soviétique et également par l'abondance de ces cas dans des pays africains.

À ce propos, qu'on me permette une remarque incidente, mais c'est là une occasion d'insister sur la différence de traitement qui est faite entre les pays développés et les pays qui le sont moins. L'AZT (la Zidovudine, un antirétroviral actif contre le VIH) est une médication de pays riche qu'on ne trouve pratiquement pas en Afrique. Une éthique différente opère selon que l'on parle de l'Europe ou des pays développés ou que l'on parle des pays en voie de développement. Par exemple, l'Organisation mondiale de la santé (OMS) a fait savoir par voie officielle qu'il était préférable que des mères séropositives n'allaitent pas leurs enfants en Europe, parce qu'il y a ce risque de contamination par l'allaitement, mais en revanche dans les pays sous-développés, on préfère que les mères séropositives allaitent leurs enfants, pour des raisons très pragmatiques. Pour les enfants, compte tenu de la possibilité de contamination, il est bien évident qu'il y a des risques, mais ils sont moindres, dit-on, que les risques qu'ils encourent lorsque le lait n'est pas nécessairement adapté et que les conditions d'hygiène ne sont pas respectées. Si l'on donne des biberons avec de l'eau non bouillie, porteuse d'un certain nombre de germes, les risques de diarrhée mortelle sont beaucoup plus grands que celui de devenir séropositif. On voit là que si l'on parle simplement en termes d'éthique, il peut y avoir une éthique à deux vitesses selon que cela concerne des pays qui peuvent avoir les moyens de protéger leurs enfants contre tous les risques et ceux qui ne les ont pas.

Ces trois humeurs du corps, qui parlent très fort à l'esprit et à l'imagination, sont bien les vecteurs du risque, les vecteurs du VIH : en fait, comme on le voit, il s'agit plutôt d'occasions qu'il convient d'éviter. Les plus faciles à éviter sont celles qui proviennent du sang, dont j'ai fait l'inventaire, ou du lait. Il suffit d'empêcher l'allaitement et, en ce qui concerne le sang, de prendre un certain nombre de précautions.

En revanche, la sexualité ordinaire, commune, courante, est évidemment beaucoup plus difficile à contrôler puisque nous sommes dans le domaine pur et simple de l'intime. Dans le cas dont je parlais plus haut, celui des couples qui protègent leurs rapports pour que l'épouse ne soit pas contaminée par son conjoint, il apparaît qu'aucun couple ne peut jurer qu'il contrôle absolument tous ses rapports. C'est extrêmement difficile. On protège le plus souvent et puis il y a des moments où les choses échappent au contrôle de la volonté.

Dans ce domaine de l'intime qu'il est beaucoup plus difficile de contrôler, c'est aux individus d'user du préservatif. Mais s'il est de plus en plus accepté par les adolescents et les jeunes adultes, il reste que c'est un domaine difficilement maîtrisable, même si le préservatif est le seul moyen de prévention dont on dispose actuellement.

En ce qui concerne le virus lui-même, on sait donc qu'il est présent dans ces diverses humeurs, mais on sait également, dans le savoir hospitalier plutôt que dans le savoir commun, qu'il est extrêmement sensible au chauffage. Pour le linge notamment, un linge étuvé ou bouilli ou simplement lavé à 60°, cela suffit. Il est surtout sensible à l'eau de Javel. À l'heure actuelle, dans un certain nombre de campagnes qui ont lieu dans les milieux de toxicomanes, on pourvoit des kits spéciaux qui comportent de l'eau de Javel en deçà de sa date de péremption. Beaucoup de gens ne savent pas que l'eau de Javel au-delà de cette date n'a plus d'utilité bien que conservant son odeur. Il faudrait généraliser la distribution de ces kits car dans les situations courantes cette eau suffit à éliminer le virus.

Le virus se trouve également, outre ces trois humeurs principales qui sont présentes dans le schéma mental que nous avons de la maladie, dans d'autres humeurs du corps : la salive, la sueur, les larmes, mais à ma connaissance, il n'y a jamais eu aucun cas reconnu de transmission par ces humeurs-là. On sait que c'est une des questions que se pose le public, qui craint les postillons ou de serrer la main moite d'une personne. Mais il n'y a aucun danger, bien que la crainte et la défiance soient toujours présentes, attitudes non fondées et inopportunes, mais surtout très douloureusement vécues par les personnes séropositives qui subissent ce type de méfiance : le refus de serrer la main ou de s'asseoir à leurs côtés.

Il n'y a pas non plus de risques dans le partage des sièges, de la vaisselle, des toilettes et dans les contacts quotidiens.

Enfin, dernier point, qui était discuté le plus souvent dans les réunions publiques et dont on parle moins maintenant : le problème des moustiques. Les moustiques ne transmettent pas le VIH. La preuve en est une raison de bon sens qu'il convient de répéter, bien que ce ne soit jamais le bon sens qui puisse terrasser le fantasme. Les moustiques frappent indifféremment tous les individus. Or ceux qui sont atteints de la maladie appartiennent à une tranche d'âge particulière, celle qui se livre à la sexualité, ou alors il s'agit d'enfants qui sont nés de mères séropositives. Un bébé séronégatif ne devient pas séropositif parce qu'il aurait été piqué par des moustiques, alors qu'il est effectivement piqué par des moustiques. De même, les vieillards qui n'ont plus de vie sexuelle, ne deviennent pas séropositifs alors qu'ils sont piqués par des moustiques.

Autour de ces réalités énoncées succinctement, s'élaborent des croyances et des fantasmes. J'ai dit ce que l'on croyait, ce que l'on savait et la manière dont on le formulait. On dit que le virus est présent dans les humeurs du corps : on énumère des humeurs qui sont effectivement porteuses, d'autres qui ne le sont pas ; si l'on parle des moustiques, c'est par analogie avec les seringues, avec l'idée qu'un moustique qui aurait piqué un séropositif et aurait encore dans sa trompe suffisamment de sang, pourrait piquer un autre individu et lui injecter ce sang résiduel. Il y a donc, d'une part, la réalité connue aujourd'hui et, d'autre part, la formulation qui en est faite par le public, formulée parfois avec des contre-vérités.

Maintenant, comment interpréter cette différence où intervient l'imaginaire ? Un mot est fondamental ici, toujours utilisé, y compris par mégarde, par des savants, des scientifiques, des biologistes et qui est mal utilisé, dans le cas du sida : c'est le mot « contagion ». Nous vivons dans un monde qui est historiquement situé sous le régime de l'idée de contagion, en ce qui concerne les maladies transmissibles (cf. p. 31-32). C'est un mot à éviter car le sida n'est pas un mal contagieux, c'est un mal *transmissible*. Nous vivons toujours selon ce modèle passé de la contagion dont l'exemple le plus proche de nous est celui de la tuberculose, où respirer le même air, se trouver dans le même environnement qu'une personne expectorant le bacille suffisait pour que ses voisins l'inhalent et contractent la maladie.

Nous continuons de vivre sur ce modèle qui nous vient de l'Antiquité, des modèles hippocratique ou galénique de la maladie, mais il n'est pas viable ici. Ici, il nous faudrait parler uniquement de contamination, qui est un terme générique, laquelle contamination peut se faire selon différents modèles, parmi lesquels il y a la contagion d'une part et la transmission d'autre part. Les deux ne sont pas à confondre. Dans le cadre de la contamination, on ne peut absolument pas dire que la transmission équivaut à la contagion.

Une connaissance des modes de propagation des maladies existe dans toutes les sociétés du monde, sous des apparences considérées comme non scientifiques, selon notre mode de pensée occidental. Nous considérons les représentations archaïques de notre société et les représentations des autres sociétés comme étant de type non scientifique. Il y aurait beaucoup à dire sur ce dédain.

Ainsi, quand la transmission peut venir d'un simple contact accidentel, le mal est censé venir de ce qu'on a touché quelque chose qu'il ne fallait pas toucher. Dans notre monde, nous savons que pour qu'il y ait transmission, il faut d'une part un vecteur et d'autre part un contact entre deux êtres humains. Un être transmet quelque chose à un autre. La même idée de transmission existe dans d'autres sociétés mais avec des postulats différents.

Parce qu'on ignore l'existence des virus et autres microbes, la transmission est vécue comme un simple contact accidentel et on peut interpréter le mal comme venant de quelque chose qu'il ne fallait pas toucher, peut-être de l'ordre du religieux. Supposez que vous ayez touché un objet chargé rituellement, un autel d'une divinité quelconque, ou que vous ayez par accident écrasé un génie de brousse qui est présent sous la forme d'un insecte : eh bien vous attrapez une maladie qui est considérée comme infligée par quelque chose qu'il ne faut pas toucher.

En quelque sorte, je pourrais dire la même chose pour le VIH : il s'est produit une rencontre, on a touché quelque chose qu'il ne fallait pas toucher.

Le mal est donc censé venir de manipulations particulières. L'idée de passage renvoie à quelque chose qui est là, elle rend le mal autonome et capable de se déplacer volontairement ; c'est cette idée qui prévaut dans des sociétés différentes de la nôtre. Il y a quelque chose dans le mal qui lui donne la puissance de se déplacer et de passer volontairement d'un être à un autre, pourvu qu'ils se trouvent ensemble en un même lieu. Cette puissance qui est censée exister dans la nature est douée du pouvoir autonome de passer d'un être à l'autre.

Je pense à une représentation figurée que j'avais trouvée admirable en son temps, alors que le sida n'existait pas. Il s'agit d'un film américain, dont le titre est *L'Homme qui rétrécit*. Un homme seul dans son bateau traversait un nuage toxique. On voyait le nuage toxique et le bateau le traversant. L'homme par la suite rétrécissait jusqu'à devenir un micron. C'était bien la même manière de représenter le mal comme quelque chose d'autonome qui peut se déplacer et toucher les gens du lieu dans lequel il passe.

Disons, à cette lumière, qu'il s'agit bien d'occasions qu'il convient de savoir maîtriser plutôt que des humeurs elles-mêmes qui seraient fautives. Les humeurs sont porteuses du mal mais il n'entre dans le corps que par le biais de brèches naturelles ou accidentelles ou faites dans un motif exprès, par exemple, des transfusions ou le prêt de seringue entre toxicomanes.

Or, on parle toujours des humeurs et non pas des occasions. Pourquoi ? Parce que c'est un langage qui parle à l'imagination, parce qu'il touche des liqueurs à valeur noble. Je ne crois pas que l'on se soit interrogé de la même manière pour toutes les humeurs corporelles ; on parle du sang, du sperme, du lait, on évoque aussi les larmes, la sueur, mais il est assez rare que l'on s'intéresse à la morve, à l'urine ou aux excréments. Il est évident qu'ils font partie pourtant des humeurs du corps. C'est un langage qui parle à l'imagination, parce qu'il touche des liqueurs à valeur noble, qui ont un contenu d'ailleurs mystérieux et vaguement sacré, parce qu'elles forment un ensemble toutes trois réunies. Sperme, sang et lait sont certes des figures de vie mais surtout ce sont les supports fondamentaux de l'identité personnelle. L'identité est une chose très profonde : outre l'identité civile, c'est la façon dont on est classé à une certaine place dans le monde social qui nous entoure. On ne peut penser à ce que serait un être dépourvu d'identité. Cela ne peut exister. Les seuls êtres dépourvus d'identité proclamée, ce pourrait être à la limite les enfants profondément autistes, et encore ces enfants autistes ont une conscience d'eux-mêmes mais qui n'est pas vécue dans les termes qui sont les termes ordinaires qu'on voudrait leur voir partager. Autrement dit, un individu a nécessairement une identité vécue, une identité ressentie.

Cette identité, qu'elle passe par les humeurs du corps peut surprendre, mais prenons un exemple contemporain extrêmement parlant et terrifiant. On sait ce qui se passe en Yougoslavie. Les conflits guerriers sont essentiellement portés par des volontés d'identités locales mais aussi religieuses. Il y a deux camps, celui des musulmans et celui des chrétiens. Un des drames de ces guerres c'est celui que vivent les femmes saisies et retenues par des armées, qui sont violées systématiquement et que l'on relâche lorsqu'elles sont enceintes et enceintes dans des délais tels qu'elles ne peuvent plus avorter. C'est une humiliation, qui est voulue certes, car elle entraîne le déshonneur pour les femmes qui en sont victimes, que certaines d'ailleurs payent de leur vie. Soit qu'elles se suicident, soit qu'en rentrant dans leur famille elles soient tuées par des membres de leur propre famille parce qu'elles sont déshonorées par le viol. Mais cet acte d'humiliation est perpétré surtout parce qu'il vise les hommes de la famille de la victime.

Il y a la pulsion d'hommes à violer, bien sûr, mais au-delà, il y a une volonté délibérée, portée par des commandements venant des autorités militaires à leurs subordonnés, exigeant d'eux qu'ils violent des femmes des régions soumises. Ce qui est fait dans cet acte et qui est dit expressément, en tout cas dans les comptes rendus de cette guerre, est qu'il s'agit de faire porter à des femmes, des enfants qui seront d'une autre ethnie que la leur et d'une autre religion.

On dit par exemple aux femmes « toi, chrétienne, on te fait un enfant musulman », ou « toi, musulmane, on te fait porter un enfant chrétien ». Nous avons tous lu dans la presse ce genre de récit. À travers ces phrases terribles, ce qu'il faut bien comprendre, bien que ce ne soit pas explicite, c'est qu'elles expriment la croyance que le sperme de l'homme est le porteur du sang, du caractère ethnique et de la religion de l'enfant, donc de son identité.

Chez nous, on trouve cette même idée exprimée de façon tout à fait courante lorsque l'on dit d'un homme qu'il a des enfants « de son sang ». Que veut dire cette phrase ? Que le sperme de cet homme est passé dans le corps de cette femme qui a ensuite porté l'enfant et que le sperme est le porteur du sang du père. Si un homme a un enfant de son sang, son sang ne peut venir à l'enfant que via le sperme initial et ensuite celui des relations sexuelles pendant la grossesse, sperme qui est d'ailleurs considéré en France, d'Aristote à nos jours, comme nécessaire durant la grossesse, pour que les enfants aient bien la forme de leur espèce.

Le sperme est un aliment nourricier qui transporte le sang, on le sait aussi dans un autre modèle qui est celui de la production des menstrues féminines. L'idée était encore formulée par des médecins hygiénistes du XIXe siècle, comme Jean-Joseph Virey : c'est la fréquence des rapports sexuels qui fait l'abondance des règles des femmes mariées.

Les rapports sexuels sont donc censés alimenter les femmes en sang. C'est la raison pour laquelle d'ailleurs il n'est pas souhaitable dans bien de sociétés que les femmes ménopausées aient encore des rapports sexuels, car si les femmes non ménopausées perdent naturellement cette abondance de sang par leurs règles, les femmes ménopausées ne le perdent plus. En continuant une sexualité active, elles courent le risque de devenir alors des viragos : la *virago* (le terme latin le dit lui-même) est une femme « presque homme ». Ces femmes dans les sociétés primitives, surtout si elles sont veuves, si elles ne sont plus protégées par une famille, sont accusées fréquemment de sorcellerie. Elles sont censées être dangereuses, car elles accumulent du sang qu'elles ne perdent plus si elles continuent à avoir des rapports sexuels.

Les représentations sur l'identité tournent autour de ces trois humeurs fondamentales. Par exemple, chez Aristote, la conception est le fait de l'homme mais l'enfant est fait de la matière qui lui vient de sa mère. Si la matière proliférait, elle aboutirait à la monstruosité. La matière féminine doit être dominée par le *pneuma*, le souffle, le sperme masculin. Si le sperme n'est pas assez puissant, naît une fille au lieu d'un garçon. Le genre féminin est ainsi pour Aristote le premier état anormal de la nature humaine, en deuxième lieu viennent les naissances multiples, en troisième lieu les erreurs de la nature par excès ou par défaut et aussi tous les enfants non conformes à leur espèce. Mais tout ceci peut être dominé si le sperme masculin est suffisamment fort en puissance et en énergie.

Ce qui est important à comprendre c'est que l'homme en société cherche toujours à donner du sens aux événements qu'il rencontre sur sa route. Des systèmes de représentations expliquent comment les enfants viennent au monde, comment ils naissent, comment ils grandissent et surtout donnent du sens à l'événement pur qu'est la maladie.

La maladie et ses manifestations biologiques pour être comprises par les sociétés humaines font l'objet d'une interprétation qui met en œuvre l'individu et ses actes mais aussi son entourage et l'ensemble des relations sociales dans lequel il est inscrit. Ce qui fait que l'étiologie sociale et non plus médicale de la maladie est fonction d'un certain nombre de normes d'interprétation qui tiennent compte, en général, des positions respectives de force des individus, les uns par rapport aux autres selon qu'ils sont des aînés ou des cadets, des vieux ou des jeunes, selon leurs positions de parenté. Dans cette nécessité de donner du sens aux événements qui nous arrivent, la question posée n'est pas de savoir qu'on est victime d'un virus ou d'une bactérie, parce que cela on peut le comprendre scientifiquement, la question est de comprendre pourquoi c'est soi-même qui est frappé. Nous reviendrons sur ce point.

On se doute à cette lecture, me semble-t-il, car on ressent un vague sentiment de familiarité devant ces explications du malheur biologique qui nous viennent d'autrefois et d'ailleurs, que les Occidentaux, tout porteurs orgueilleux d'une culture scientifique rationnelle qu'ils sont, continuent pourtant de réagir en fonction de ces systèmes archaïques de représentations.

Un exemple frappant, tout à l'honneur du professeur Alexandre Minkowski, grand pédiatre. Il raconte qu'un jour, en visite dans un hôpital africain, on lui présente des bébés qu'il soulève et prend dans ses mains pour les examiner. Alors qu'il se penche pour en soulever un nouveau ; le médecin qui l'accompagne lui dit : « Celui-ci a le sida. » Minkowski dit qu'il a bloqué son geste l'espace de quelques secondes peut-être avant que son esprit critique ne lui dise qu'il savait bien pourtant que le sida n'était pas un mal contagieux.

Comprendre ce qui se passe dans nos têtes dans la manière dont nous réagissons (selon les voies culturelles de nos systèmes de représentations) est nécessaire pour pouvoir corriger nos actions. C'est la raison pour laquelle il faut faire comprendre ces mécanismes mentaux par le grand public, d'autant que ces systèmes anciens, toujours présents, chargés et efficaces, ne sont pas par nature tolérants ni empathiques avec celui qui porte le mal. La connaissance d'une vérité rationnelle doit nous permettre d'aller dans le bon sens, par une vigilance et une critique constante exercée sur nos esprits, nos attitudes, nos comportements. Ainsi, naturellement, que la pratique d'une exigence de protection de soi et des autres.

Car il y a lieu ici de parler de la liberté et de la responsabilité de l'homme. C'est moi en tant qu'être humain qui dois me protéger contre un accident aux modalités toujours imprévisibles mais qui peut toujours survenir. C'est cela l'aléa qui est propre à toute vie. Il faut donc convaincre, non seulement les séropositifs, mais aussi les séronégatifs qui représentent la grande masse de la population, de se protéger et de protéger les autres. Il y a maldonne lorsque l'on veut faire porter le poids de la prévention sur les seuls séropositifs. Il n'est pas raisonnable de vouloir contrôler à travers eux uniquement la diffusion de l'épidémie.

LES MALADIES SEXUELLEMENT TRANSMISSIBLES

Les maladies à transmission sexuelle sont un problème de société. Personne n'en doute, comme personne ne doute que le cancer, le chômage sont aussi des problèmes de société. Mais il nous faut aller plus loin dans l'affirmation. Rien de ce qui touche l'homme ne peut être envisagé en dehors du social car il n'est pas possible de penser l'individualité pure. Il n'y a d'individu que par la prise en considération de l'existence des autres et nous sommes dès lors dans des problèmes de société.

Il reste qu'il faut nous entendre sur ce que nous entendons par là.

1. Faut-il donner la priorité à l'éradication de la pauvreté et des inégalités sociales comme facteur aggravant des maladies sexuellement transmissibles (MST) ou amener les classes défavorisées à changer des comportements qui facilitent la transmission de ces maladies? Nous sommes au cœur d'un vieux dilemme : vaut-il mieux s'efforcer de changer le monde ou de changer l'homme?

Selon l'une ou l'autre formule, des essais ont été faits, des options prises, dont on ne peut pas dire, à la lumière de l'histoire sur la longue durée pour les uns, de l'histoire plus brève et aussi de l'actualité pour les autres, qu'ils aient été concluants. Il nous faudra nous résoudre à batailler péniblement sur les deux tableaux. Mais il faut savoir qu'aucune société n'a jamais été égalitaire, même celles de l'âge de pierre, n'y aurait-il que l'inégalité due à la différence des sexes et à tout ce qui en découle.

2. Des changements massifs de comportement impliquent des systèmes massifs de conditionnement, autoritaire à la Orwell ou plus diffus. Mais ce n'est pas simple à mettre en œuvre et cela pose des questions diverses, dont des questions d'éthique fondamentales.

3. D'autres questions sont aussi essentielles. Les économistes obéissent sans s'en douter dans leurs choix scientifiques aux mêmes règles normatives que dicte la morale générale en cours. La peur et la suspicion suscitent des épidémies de moralisation tout aussi graves que les autres. Notre esprit fonctionne par prétérition selon ces recettes non conscientes qu'on appelle des « routines », mot tout à fait adéquat. J'ajouterai que ces routines inconscientes et implacables fonctionnent selon des chaînes associatives qui s'auto-structurent comme allant de soi et qu'on retrouve dans toutes les sociétés. C'est là que les sciences de l'homme et de la société ont leur mot à dire pour mieux comprendre ce qui se passe sous nos yeux et peut-être pour agir de façon un peu plus appropriée. William Dab pose une vraie question en se demandant pourquoi, dans les MST et l'infection à VIH, c'est la *porte d'entrée* (et pas n'importe laquelle dans le cas de l'infection à VIH !) et non l'organe visé qui est à la base de la classification. À cette question, il y a peu de réponses possibles : par des cheminements divers, on en revient nécessairement à des conceptions fondamentales touchant à l'homme, à son corps, à sa reproduction, et donc aux humeurs vitales que sont le sang, le sperme, le lait, à leur passage d'un corps à l'autre. Tous

ces passages sont réglés, codifiés, quel que soit l'implicite, le non-dit en la matière. Ainsi des phénomènes comme la diarrhée, l'éléphantiasis, les hémorragies, les crachements de sang ont-ils des significations particulières dans des sociétés autres que la nôtre, qui peuvent paraître étranges à nos yeux, mais qui sont rationnelles dans la logique des humeurs, du sexe et de la reproduction. Ce sont en fait des MST, mais en Côte-d'Ivoire ou au Kenya, le crachement de sang d'un homme ainsi que l'éléphantiasis des parties génitales signale l'adultère de l'épouse et le reflux dans le corps du mari d'humeurs sexuelles contrariées par celles du partenaire adultérin… La diarrhée ou les hémorragies d'une femme peuvent provenir de ce que sa fille a commencé à avoir des rapports sexuels alors qu'elle-même n'a pas cessé d'en avoir. Ces définitions de la maladie n'ont rien à voir avec les nôtres mais elles obéissent à la même logique classificatoire, à savoir la prise en considération de la même porte d'entrée : un rapport sexuel qui d'une manière ou d'une autre est stigmatisé comme condamnable. La honte est là, et elle est inscrite dans le corps et souvent directement sur la peau.

Ainsi, notre système classificatoire nosologique, en faisant une part très spéciale aux maladies sexuellement transmissibles, en désignant une porte d'entrée et des actes sources du mal, pense obéir à des considérations rationnelles alors même qu'il reproduit des formes archaïques soit de terreur sacrée, soit d'opprobre à effet stigmatisant, de la sexualité. S'il ne le reproduit pas de façon consciente, il s'y moule et permet, plus que les catégorisations par les organes visés ou les agents perturbateurs (bactéries, virus, prions…), l'introduction ou la reconduction d'un jugement moral implicite : il y a un bon usage (réglé socialement) du sexe et un mauvais usage. C'est du moins ce que pense spontanément la majeure partie de la population. C'est de cet *a priori* inscrit souverainement, y compris dans le langage médical, qu'il convient de prendre conscience et c'est contre lui qu'il convient de lutter.

CHAPITRE II

CONVAINCRE OU CONTRAINDRE ?

Les sociétés traditionnelles face aux épidémies

J'aborderai du point de vue de la discipline qui est la mienne – l'ethnologie – l'attitude des sociétés traditionnelles face aux épidémies, en traitant ce sujet dans le cadre de l'opposition : convaincre ou contraindre.

Je dirai d'entrée de jeu que dans les sociétés traditionnelles, exotiques et relevant d'autres modes de pensée que le nôtre, il n'y a pas vraiment de choix entre les deux branches de l'alternative. Dans la mesure où il n'y a pas connaissance de la nature exacte des modes de transmission, des vecteurs possibles, de l'incidence des conditions sanitaires, alimentaires ou d'hygiène publique, place n'est laissée qu'à subir le mal ou à contraindre. La question est plutôt dans ce cas : qui subit la contrainte et de quelle nature est-elle ? Et quand on peut, à la rigueur, parler d'entreprises qui visent à convaincre, la question sera là aussi de savoir qui cherche-t-on à convaincre et de quoi.

Le sujet est vaste. Je suis africaniste, mais j'ai tenté de me documenter sur d'autres régions du monde, notamment sur quelques grandes civilisations de façon, non à brosser un tableau complet – ce qui serait impossible et correspondrait à une entreprise dérisoire –, mais, en allant à l'essentiel, à vous montrer que certains traits invariants sont décelables et qu'on les trouve aussi bien dans des sociétés de haute culture, comme la société chinoise, que dans des sociétés considérées comme les plus « primitives », tels les petits groupes de chasseurs-collecteurs d'Indonésie, d'Afrique ou d'Amérique.

On s'intéresse donc ici aux représentations de la maladie et de l'épidémie dans ces sociétés traditionnelles. Il n'existe pas de sociétés qui fonctionneraient sans un système cohérent de représentations, pour la raison qu'il ne peut exister de réalité sans représentation mentale immédiate de cette réalité. Cette représentation se fait naturellement avec les moyens conceptuels et intellectuels dont l'individu dispose, qui sont ceux de sa culture et de son époque avant d'être les siens propres, et l'individu qui en dispose le fait sans être jamais à même d'analyser les mécanismes par lesquels il les met en œuvre, car ils participent en effet de la culture dans laquelle il baigne dès l'enfance. Ces systèmes qui interprètent le réel fonctionnent donc sur le mode de l'implicite, par prétérition. Cela est vrai pour notre culture également. Ce qui me permet, en passant, de préciser que si bien des sociétés exotico-traditionnelles comportent à l'heure actuelle des secteurs, des îlots, qui fonctionnent selon des modèles et des schémas de pensée occidentaux, de type logico-rationnel, ancrés sur l'idée de vérité scientifique et de progrès, c'est présomption pure de penser que notre mode savant et rationnel de pensée serait exempt de ces modes plus archaïques de pensée préscientifique, que *nous* considérons comme irrationnelle.

Et cela pour de multiples raisons.

Premièrement, des systèmes de représentations ne disparaissent pas en leur entier avec le progrès des connaissances : il n'y a pas en effet d'incompatibilité fondamentale entre la pensée scientifique et cette pensée dite primitive et considérée *a contrario* comme irrationnelle, magique, relevant du fantasme, du mythe ou de l'imaginaire. Car il n'y a pas de système de pensée, aussi rudimentaire ou faux qu'il nous paraisse être, qui ne soit en fait un *acte de raison*, fondé sur des observations, sinon des expérimentations, dont des conséquences logiques et des interprétations sont tirées. De plus, la matière première du symbolique est en tous lieux ce que l'homme a trouvé offert à ses yeux et à sa réflexion de toute éternité, à savoir son propre corps, porteur de la différence sexuelle – un des rares, sinon le seul objet de réflexion pratiquement irréductible –, puis le monde naturel dans lequel il est plongé, le cosmos. C'est cela qui a été offert à l'exploration mentale depuis l'aube de l'humanité. Tous les faits observables ont été décomposés en unités recombinées selon des formules variées, qui sont le propre et l'apanage de chaque culture, mais les matériaux sont les mêmes, et leur faible nombre ainsi que celui des combinaisons possibles, introduit nécessairement des phénomènes de convergence dus aux possibilités limitées d'agencement. C'est en raison des possibilités limitées et des phénomènes de convergence que se découvrent des « invariants », dans la façon dont l'humanité se représente le réel. Pour en rester au domaine du corps et du biologique, les matériaux sont simples : il n'y a que deux sexes, qui s'unissent pour se reproduire ; les organes sont situés à la même place et fonctionnent de la même manière, sauf dans les représentations que les hommes se font de la monstruosité ; le parcours vital ne peut être inversé ; se vider de son sang conduit à la mort, etc.

Deuxièmement, de ces observations élémentaires, et notamment de celle qui porte sur la différence sexuelle sont issues des oppositions conceptuelles simples, (« *themata* archaïques » dans le langage de l'épistémologie) qui opposent de façon binaire des éléments abstraits (un/multiple, identique/différent, etc.) ou concrets (chaud/froid, sec/humide, etc.), oppositions conceptuelles que l'on voit fonctionner aussi bien dans le discours scientifique le plus moderne que dans les systèmes de représentations les plus traditionnels.

Du fait de l'inscription de l'homme dans le monde d'une part, dans les constructions sociales qu'il s'est données d'autre part, un des modèles les plus répandus qui soient de représentation des fluides du corps, de la composition de celui-ci, de sa genèse (procréation et croissance), des atteintes qui lui sont portées et de la mort qui s'ensuit, postule l'idée d'un équilibre entre les divers registres et du passage possible d'un registre à l'autre, comme d'un corps à un autre. De même que des fluides s'échangent lorsque des corps se touchent, un acte dans un registre peut avoir des conséquences dans un autre, et pas nécessairement viser ou atteindre celui ou celle qui est l'auteur de l'acte fautif, s'il s'agit bien d'un acte fautif. La transgression d'un interdit, acte de l'ordre du religieux ou du social, peut avoir des effets néfastes pour l'individu transgresseur, mais aussi pour l'un de ses proches, la collectivité tout entière, le bétail, ou avoir des conséquences climatiques. Un inceste, par exemple, est censé entraîner la stérilité des coupables, ou la stérilité d'autres personnes, ou des groupes lignagers en leur entier, ou celle des troupeaux, et aussi entraîner tantôt la sécheresse (assèchement de la terre, arrêt de la pluie), tantôt au contraire des crues ou des inondations. Faire le sacrifice de puberté d'une jeune fille en saison des pluies, dans bien des sociétés africaines, est censé entraîner chez elle, par contiguïté et attirance de l'identique – ici l'humide qui attire l'humide – des hémorragies sans fin, qui la rendront stérile.

L'important est que tout homme en société cherche à *donner du sens* à l'événement pur, et donc à la maladie. Les manifestations biologiques de la maladie, pour être comprises, font l'objet d'une interprétation qui met en cause et en jeu non seulement l'individu et ses actes, mais aussi son entourage et l'ensemble des relations sociales dans lesquelles il est inscrit. L'étiologie sociale de la maladie est fonction de normes d'interprétation qui tiennent compte des positions respectives de force des individus, selon qu'ils sont aînés ou cadets, jeunes ou vieux, hommes ou femmes, dominants ou dominés, et des positions de parenté. L'agresseur en sorcellerie supposé ne peut pas être n'importe qui. Il est en quelque sorte prédéterminé par la logique sociale. C'est la multiplicité des positions de force, des situations sociales et des conditions de la prise de parole qui peuvent expliquer conjointement le malheur biologique.

Dans cette nécessité de donner du sens à l'événement qu'est le malheur biologique et l'épidémie, il n'y a qu'un petit nombre de types d'interprétation possibles. J'en retiendrai essentiellement trois :

– Le mal est la *sanction* immédiate d'une infraction à une règle, avec la possibilité de passer d'un registre à l'autre par l'application quasi mécanique de principes de transfert et de causalité. Le mal *pisa* des Alladian de Côte-d'Ivoire, caractérisé par des crachements de sang chez l'homme, comme l'éléphantiasis des parties génitales du mari chez les Nuer, sont censés être dus à l'adultère de l'épouse. Infraction sociale donc suivie d'inscription physiologique avec transfert et répulsion d'humeurs d'un corps à un autre par l'intermédiaire d'une partenaire commune.

– Le mal est le résultat d'une *agression*, soit d'esprits mauvais, soit d'individus bien vivants, mais animés de mauvaises intentions, les « sorciers ». Agression sorcière ou jalouse, il peut s'agir d'un Autre proche, très proche même dans la logique de la parenté, ou d'un autre lointain, et même parfois dans le cas d'épidémies, d'un autre collectif. En Chine, on appelait la variole (introduite vraisemblablement entre 256 et 205 avant J.-C., et en provenance du Sud) la « fièvre des Huns » ; on pensait qu'elle venait du Nord, avec eux, et que ces ennemis héréditaires de la Chine l'envoyaient volontairement.

– Le mal est éventuellement *en soi*, dû à une faiblesse particulière de certaines composantes de la personne ou des articulations de ces composantes. Cet état rend vulnérable au contact d'autrui, des forces religieuses, des esprits, des ancêtres, et ce contact peut être mortifère si la personne n'a pas la *force* de le supporter.

Ce sont ces schémas d'interprétation que nous allons trouver très largement répandus.

En Chine, où sévissaient entre le XIXᵉ siècle et les années 40 un bon nombre de maladies endémiques et épidémiques, aucune liaison n'était établie entre l'absence d'hygiène et le développement des épidémies, tels le choléra, la peste, la variole. La maladie était considérée comme l'effet de l'*agression* des esprits, ou d'autrui. Hsu, de même que Lanson, à propos de l'épidémie de choléra de 1942 rapporte que « les familles qui construisirent l'hôpital moderne sont aussi celles qui contribuent le plus aux sacrifices sur les places publiques. Il est difficile de faire accepter la vaccination. Mais les prêtres en revanche exécutaient sur les places publiques des danses rituelles, juchés sur les plateformes édifiées à cet effet, afin d'obliger les dieux récalcitrants à faire se retirer les mauvais esprits-maîtres des épidémies qu'ils avaient lâchées sur le peuple pour le punir de ses fautes. Il était impossible d'obtenir de l'argent pour lutter contre la peste et le choléra, alors qu'il coulait à flot pour l'organisation des processions »[1].

Les lépreux sont tantôt, dans certaines régions chinoises, bien acceptés, tantôt sont objet de répulsion, ségrégation, contrainte par corps la plus violente. On considère qu'ils sont punis de leurs propres fautes ou de fautes commises par leurs ancêtres. Nous sommes ici dans le registre de la *sanction*. Un commerçant refuse l'aumône en disant : « Je ne te donnerai rien, car ce serait offenser Dieu qui t'a maudit et t'a condamné à souffrir sur cette terre tous les maux de l'enfer. »

Aucune action n'est possible pour contrecarrer ce destin-sanction voulu et imposé par la divinité. Ainsi le lépreux peut-il être maltraité : c'est un châtiment qui s'ajoute à celui de Dieu. Des auteurs rapportent dans les années

---

1. F. Hsu, *Magic and Science in Western Yunnan. The Problem of Introducing Scientific Medecine in a Rustic Community*, New York, Institute of Pacific Relations, 1943.

30 des mises à mort par armes à feu et par le feu tout court. Dans la ville de Swatow, un officier de police fait savoir par voie de presse en 1934 que « les lépreux sont butés et refusent de quitter la ville comme les officiels l'ont demandé pour l'assainir. Ils sont nuisibles pour le public. Il faudra donc les conduire de force hors du district et, s'ils s'y refusent, les lier et les jeter à la mer ». Je signale en passant ce fait, qu'on retrouvera dans bien des lieux : le corps n'est pas normalement enterré, mais brûlé ou mis à l'eau. Ainsi, en Inde, lépreux et morts de la variole étaient aussi jetés dans le cours des rivières. En Inde, on le sait, la crémation est la règle, mais on ne brûlait pas ces corps particuliers. En effet, l'idée de la circulation des forces vitales et du cycle universel de vie impliquait que les essences du corps brûlé formaient les nuages, lesquels retombent en pluie, laquelle fertilise la terre, et fait pousser les plantes dont se nourrissent les hommes, nourriture à partir de laquelle ils fabriquent leur semence et se reproduisent. Ne pas brûler lépreux et varioleux était un moyen prophylactique pour rompre la chaîne de la maladie et de l'épidémie.

On savait en Chine que la syphilis et les maladies vénériennes étaient des maladies sexuellement transmissibles. Les agents contaminateurs étaient censés être les prostituées, et un jugement moral accablait ceux qui, ayant eu recours à leurs services, se trouvaient atteints. Les prostituées n'étaient en quelque sorte que l'agent, non réprimé pour cela, d'une sanction pour conduite particulièrement débridée. Réprobation et conduites d'exclusion touchaient aussi les épouses contaminées et les enfants s'ils naissaient atteints d'un mal qui constituait un handicap. Le problème se posait surtout pour les fils, qu'il faut pouvoir montrer avec orgueil. Dans *Social Pathology in China*, Lanson rapporte le cas d'un enfant mâle né aveugle, infirmité attribuée à la syphilis du père, que ce père veut éliminer. La mère parvient à lui sauver la vie, à condition qu'il vive reclus. L'enfant sera donc cloîtré, privé d'éducation sinon du minimum de soins et mourra vers 9-10 ans, sans être jamais sorti de son abri[2].

Maladie envoyée par autrui ou par les dieux, ou maladie-sanction dans les cas que nous avons vus d'épidémies ou d'endémies, on prie les divinités pour écarter les unes, on contraint les individus malades pour éviter la contagion par des mesures qui vont de l'expulsion à la mise à mort, en passant par la ségrégation et la réclusion. Cela dit, dans certaines régions, on s'accommodait de la présence domestique et dans la ville des lépreux.

Dans un autre continent et à une autre époque, celle de la Découverte, il y a cinq cents ans, les Incas, à travers les descriptions du chroniqueur Felipe Guaman Poma de Ayala, auteur de *El Primer Nueva Corónica i Buen Gobierno*[3], attribuaient une cause surnaturelle à toutes les maladies, qu'il s'agisse de l'expression du ressentiment d'esprits ou de divinités irrités des fautes des hommes ou qu'on ait négligé de leur rendre le culte qui leur était dû, de l'action des sorciers, d'une exposition malencontreuse de l'individu à des forces dangereuses ou mauvaises qui se déplacent avec les vents, qu'il s'agisse enfin de la perte ou du déplacement de l'âme, à la suite d'un saisissement ou d'une frayeur (ce qui est traduit actuellement par le terme *susto*).

Lorsqu'il y avait épidémie, il fallait apaiser les dieux et demander leur protection. C'était la cérémonie Itu, organisée par le pouvoir central, qui comportait un jeûne obligatoire avec abstinence sexuelle pendant deux jours. On expulsait de la ville les étrangers et les chiens avant de faire, vêtus de blanc, les processions et les sacrifices propitiatoires.

---

2. Cf. H. D. Lanson, *Social Pathology in China*, Shanghai, The Commercial Press, 1934.

3. F. G. Poma de Ayala, *El Primer Nueva Corónica i Buen Gobierno*, Paris, Institut d'ethnologie (« Travaux et mémoires de l'Institut d'ethnologie », 23), 1936. Ce chroniqueur indigène décrit les temps antérieurs à la conquête, la conquête elle-même et ce qui s'ensuivit.

Felipe Guaman Poma de Ayala rapporte qu'il y eut une période de pestilence, sécheresse et famine qui dura entre cinq et dix ans. Après une première rencontre avec les Espagnols, il y aurait eu simultanément des tremblements de terre, deux fortes épidémies de maladies inconnues (la rougeole et la variole) et, en raison de la sécheresse, des invasions de vermine dans les champs, d'insectes et de souris dans les maisons, et de toutes sortes de bêtes nuisibles dans les cités. L'Inca Huayna Capac fit savoir que toutes ces calamités, de l'arrivée des Espagnols aux épidémies, étaient la punition de Dieu, qu'il fallait rechercher et *tuer les sorciers et les femmes adultères* et organiser les fêtes, prières et danses nécessaires pour apaiser le courroux divin. Lui-même fut atteint par l'épidémie dans la grotte où il s'était réfugié et où il mourut.

Mal-sanction (femmes adultères, présence d'étrangers), mal-agression (sorciers), mal dû à une faiblesse particulière (le saisissement) ou au hasard des mauvaises rencontres (les esprits mauvais dans les vents, ou qui contrôlent des espaces et causent les accidents qui y surviennent), le mal est donc toujours imputable à soi-même, aux Autres, ou à la malfaisance du monde surnaturel. On ne s'en protège, après coup, car on ne peut l'éviter, que par les rituels qui apaisent les dieux et les mesures drastiques qui suppriment certaines causes : expulsion des étrangers, des chiens (que représentaient-ils ?), mise à mort des « sorciers » et des femmes adultères, c'est-à-dire ceux qui envoient volontairement le mal, celles qui le déchaînent par un comportement mauvais. En conséquence, les médecins sont aussi nécessairement des devins, et sacrifices et rites font partie intégrante du traitement médical.

Les épidémies, et particulièrement celles de maux qui n'étaient pas connus et qui furent apportés à des peuples sans résistance immunitaire par des visiteurs ou conquérants, étaient le plus souvent considérées comme des maux infligés par les divinités pour punir les hommes de leurs comportements pervers, et cela même si, parfois, la cause réelle était entrevue. Ainsi, aux îles Marshall (Micronésie), d'après la description de Erdland, les maladies sexuellement transmissibles et la syphilis furent apportées par les baleiniers américains[4]. Vers 1900, la moitié de la population était atteinte, et il y avait eu un fort déclin démographique. La population savait que le mal venait des baleiniers. Mais elle avait intégré cette contamination particulière dans son système causal d'explication. La maladie relève en effet des schémas que nous avons déjà rencontrés : sanction d'une conduite fautive (inceste ou rapports sexuels non contrôlés socialement), résultat de l'agression sorcière d'autrui, ou de l'attaque d'esprits mauvais ; sanction également de conduites apparemment innocentes mais qui exposent l'individu (coucher dehors ou s'exposer trop longtemps à la lumière de la lune). En règle générale, pour les épidémies envoyées par les divinités – et c'est là un trait que nous trouvons dans toutes les parties du monde –, la divinité responsable du mal, celle qui l'envoie et qui porte son nom, est aussi celle qui peut la retirer et guérir ceux qui sont atteints. Cette divinité a ses servants, des individus ou des familles qui ont le monopole des sacrifices et de la cure. Ces familles sont craintes, car elles peuvent aussi donner le mal. Cause et remède ont même origine. On évite donc autant que faire se peut le contact avec les personnes (et avec les objets) qui servent de canal à la divinité meurtrière, dans l'un ou l'autre sens. Ainsi les baleiniers américains étaient-ils vus comme ce truchement humain. Cela dit, aux îles Marshall, il était interdit en cas d'épidémie d'avoir des rapports sexuels. Toute aggravation du mal, toute extension, était censée découler d'infractions à cette règle générale, mais qui a dû avoir des effets positifs dans le cas des maladies sexuellement transmissibles.

---

4. P. A. Erdland, *Die Marshall-Insulaner. Leben und Sitte, Sinn und Religion eines Südsee-Volkes*, Anthropos, Bibliothek Ethnological Monographs 2 (1), Munster E.W., 1914.

À Tikopia (îles Salomon), d'après le grand ethnologue Raymond Firth, les épidémies sont dues à la sorcellerie et aux esprits mauvais. Le contact avec les Européens apporta notamment des rhumes et bronchites mortels. Il y eut 115 morts pour ces raisons après le passage de Dumont d'Urville au XIXe siècle sur *La Bayonnaise*, c'est-à-dire à peu près le cinquième de la population de l'époque. Les survivants firent le rapprochement, mais attribuèrent l'envoi du mal à un mauvais esprit logé sur le bateau, de sorte qu'ils reçurent fort peu courtoisement les visites suivantes[5] !

De la même façon, les Aïnou souffrirent de rougeole et de variole après les premiers contacts avec les Japonais. Avant ce contact, ils ne connaissaient de façon endémique que la lèpre. Démunis devant ces maux inconnus, ils abandonnaient les malades et fuyaient dans les montagnes. Pour eux, tous les maux, nouveaux ou anciens, comme aussi la toux, la typhoïde, sont censés être envoyés par des esprits sauvages, contre lesquels on se protège grâce à des esprits tutélaires propres à chaque maladie, dont les effigies sont installées à toutes les entrées. Les esprits malicieux, qui vivent dans les bois, les mares, les montagnes et réclament sans cesse des victimes, ne peuvent être nommés. On les traite avec respect et on peut à peine évoquer leur caractère maléfique sous peine de déclencher l'épidémie redoutée. Une fois entré dans le village, ce n'est plus nécessaire d'invoquer les esprits protecteurs car nul ne peut résister. Le temps est venu des sacrifices pour détourner le mauvais vouloir des esprits malfaisants. La variole n'est nommée que par euphémisme : c'est « la punition » ou « la terreur ». Aucune mesure prophylactique n'est possible contre elle, alors qu'on peut prendre des mesures d'ordre magique pour prévenir d'autres épidémies moins cruelles. Les malades sont dits « attachés » ou « frappés » par ces esprits, dont certains, parmi les plus maléfiques, sont ceux de femmes mortes

---

5. R. Firth, « Report on research in Tikopia », *Oceania* 1 (1), 1930, p. 105-117.

stériles. L'épidémie est donc, là aussi, due à des causes surnaturelles. Les maladies individuelles relèvent des mêmes causes, auxquelles on peut ajouter l'effet-sanction (on pâtit pour ses propres fautes, ou celles de ses ancêtres), et l'effet d'une malédiction lancée par autrui.

À côté de cette attitude fataliste devant le mal épidémique, on rencontre, rarement, chez certaines populations, des attitudes non de prévention, mais d'essai de contrôle de l'extension du mal, même si les causes en sont toujours considérées comme de nature surnaturelle. Les Dajak d'Indonésie, décrits par Wilken dans les années 1880-1893, craignaient terriblement la variole[6]. Quand l'épidémie était là, on barricadait les entrées des villages, pour empêcher la maladie d'entrer. Si elle entrait quand même, la population s'enfuyait dans la forêt, laissant sur place les premiers atteints et même parfois les tuant. Quand le gouvernement néerlandais voulut imposer la vaccination, il y eut des résistances violentes, de caractère traditionnel et aussi d'ordre politique. Les gens pensaient qu'on voulait leur inoculer le mal ou, au mieux, les rendre faibles et lâches afin de les manier ensuite plus facilement. Accepter la vaccination, c'était se soumettre aux Hollandais : les cicatrices étaient perçues comme les marques infamantes de cette soumission.

La lèpre était connue depuis toujours comme contagieuse. Chez les Batak, dans la même région, on chassait dans la jungle les lépreux au dernier stade de la maladie, après les avoir munis d'un viatique (une hache, un couteau, quelque nourriture) afin qu'ils allassent demander pardon des fautes commises auprès des esprits des bois et des montagnes. Ils revenaient s'approvisionner de temps à autre et devaient repartir. La protection des autres était à ce prix.

On trouve des ensembles semblables de représentations dans les sociétés traditionnelles africaines. Les causes

---

6. Cf. G. A. Wilken, *Handleiting voor de Vergelijkende Volkenkunde van Nederlandsch-Indie*, Leiden, Brill, 1983.

du mal épidémique proviennent d'esprits ou de divinités, divinités de la peste, de la variole, comme il y en a à l'origine des sécheresses, tremblements de terre ou famines, et seuls les prêtres qui en sont les servants peuvent les apaiser. *Janus bifrons*, la divinité jette le mal et le retire à son gré. Signalons ici quelques traits plus rarement observés. Chez les Kikuyu, par exemple, où les épidémies sont aussi apportées par des esprits mauvais qui vivent cachés dans les buissons et se déplacent d'une maison à l'autre quand ils entrent en activité, portés par les vents et surtout par les tourbillons, on ne se contente pas de chercher à les apaiser par des sacrifices : il faut lutter de force contre l'ennemi. On se livre donc à des simulacres de bataille nocturne contre les esprits. S'ils sont vaincus, ils sont censés s'enfuir avec le mal dont ils disposent et ne plus revenir.

Au Togo, dans des populations côtières, on cherche systématiquement lors des épidémies de variole, à « dégoûter » le dieu de la variole, et à l'obliger ainsi à porter le mal ailleurs, en lui offrant systématiquement les nourritures qui sont censées lui répugner.

Convaincre les divinités et esprits d'ôter de dessus les hommes leur trop lourde main pouvait se faire aussi par des mesures de tromperie ou de détournement du mal sur un bouc émissaire. C'est le cas chez les Ganda. Si l'épidémie frappait une maison, on faisait des sacrifices pour l'écarter des autres maisons. On saisissait les biens des morts (famille comprise) pour les attacher au service de la divinité meurtrière. Mais surtout, les prêtres s'efforçaient de transférer le mal sur des arbres que l'on plantait à cette occasion au bord des chemins conduisant au village. Lorsque les prêtres-devins jugeaient que le transfert était réussi, on transplantait ces arbres, conçus comme boucs émissaires mais aussi demeures définitives du mal, dans les lieux les plus reculés et surtout les plus déserts possibles de l'environnement.

On le voit, il n'y a guère de choix dans les sociétés traditionnelles entre des politiques basées sur l'opposition convaincre *versus* contraindre. Convaincre n'aurait de sens que si la nature exacte de la contamination était perçue et que des mesures de prévention soient alors envisageables et surtout couronnées de succès. Le côté foudroyant des épidémies, surtout lorsqu'il s'est agi de maux nouveaux apportés par les étrangers, ne laissait de place dans le système d'interprétation qu'à une seule explication, celle de l'origine surnaturelle du mal, même si l'étranger était parfois assigné à son rôle reconnu de vecteur du mal.

Face à l'épidémie sous sa forme meurtrière, il n'y a donc pas beaucoup de solutions comportementales individuelles ou collectives. On subit, c'est l'attitude passive et fataliste des Mélanésiens, comme celle des Parisiens devant le *morbus cholera*. On cherche à se dérober : c'est la fuite devant l'ennemi, en se réfugiant le plus loin possible, en forêt, en brousse, dans des grottes, comme le fit l'Inca. On élimine ceux qui portent le mal, en écartant les malades censés être l'objet de la sanction divine (abandon, réclusion, ségrégation, expulsion, mise à mort), ou en désignant les responsables : « sorciers », femmes adultères, incestueux, blasphémateurs, etc., et en les punissant par les méthodes appropriées afin que l'épidémie cesse, une fois sa cause évacuée. Enfin, on peut lutter, en utilisant des mesures de type prophylactique. Ainsi, se barricader chez soi, barrer les routes d'accès, détourner les voyageurs-étrangers, condamner les maisons des morts, brûler ou immerger les corps quand l'usage est d'enterrer, les enterrer ou les immerger quand l'usage est d'incinérer, interdire les rapports sexuels pendant le temps de l'épidémie, prescrire ou interdire certains aliments ou certaines médications (en raison des caractères attribués aux éléments qui les composent)…, ce sont bien des mesures de type prophylactique qui peuvent avoir eu effectivement des effets positifs ou négatifs, mais qui ne doivent pas, dans tous les cas, être interprétées en termes de prévention hygiénique et sanitaire. Elles s'inscrivent et s'expliquent toujours dans le schème d'interprétation local où ces considérations sont dénuées de sens. Car le sens du mal est à chercher dans le rapport entre les hommes, entre les hommes et les dieux, et dans l'homme lui-même.

Les réponses sont donc subordonnées à l'interprétation de l'origine du mal. S'il est lancé par des esprits mauvais qui frappent à l'aveugle ceux qui se trouvent sur leur chemin (vents, tourbillons, etc.), mieux vaut effectivement s'éloigner des lieux où le vent est venu, écarter les malades dans lesquels s'est installé l'esprit porteur de l'épidémie, ou s'enfuir ; s'il s'agit d'une pestilence-sanction des fautes de la collectivité, s'enfuir n'a pas de sens : la main du mal s'abat n'importe où.

Devant les maladies endémiques contagieuses, où la mort prend son temps, on ne s'enfuit pas et le choix est entre l'acceptation des malades et leur rejet. Les mesures coercitives portant sur les malades eux-mêmes sont d'autant plus fortes que le système de représentations local postule leur responsabilité dans leurs souffrances, sanctions des fautes connues ou ignorées qu'eux-mêmes, leurs ancêtres ou quelqu'un de leur entourage ont commises. La contrainte porte donc sur des hommes, non pour qu'ils se soignent ou dans le but de prévenir la contamination, mais pour éloigner la force mauvaise responsable qu'ils abritent ou ajouter une sanction supplémentaire à celle qu'ils subissent déjà.

L'ultime et universel recours contre le mal épidémique c'est de chercher à l'éloigner, l'obliger à refluer. Une forme de contrainte par corps pèse sur ceux qui sont jugés responsables de l'épidémie par les manquements sociaux, les manquements religieux, les offenses aux divinités, dont eux-mêmes ou leurs ancêtres ont pu se rendre coupables, ou dont on pense qu'ils l'ont déclenchée par une action mauvaise en sorcellerie. Selon les rapports de force, les sanctions peuvent aller à la mise à mort ou être inexistantes. On l'a vu, les servants d'une divinité de l'épidémie, qui la place ou la retire à son gré, sont plus ou moins dotés des mêmes pouvoirs. On les craint, et même si la *vox populi* les accuse d'être pour quelque chose dans le déclenchement de l'épidémie, c'est par leur canal qu'il faudra passer pour qu'elle se retire, une fois les sacrifices, les rituels effectués et les paiements nécessaires acquittés.

La véritable opération visant à convaincre des entités, sinon des personnes, c'est l'ensemble des actes magico-religieux qui cherchent à apaiser les divinités malveillantes ou offensées qui sont la source véritable des épidémies, fléaux d'origine surnaturelle. Sacrifices, processions, danses, prières, jeûnes, flagellations, macérations diverses, sont destinés à détourner le courroux des entités invisibles qui maîtrisent le mal à leur gré. On implore leur pardon, leur bonté ; dans certains cas, on les paye pour qu'ils retirent le fléau (ne serait-ce qu'en attachant à leur service les survivants des maisons que l'épidémie a touchées, ainsi que tous les biens de ces familles). Plus rarement, car les divinités sont astucieuses, si les multiples esprits de brousse ne le sont pas toujours, on cherche à les duper, en dirigeant leurs coups vers des boucs émissaires, ou par des ruses manipulatoires, en leur servant systématiquement les nourritures ou breuvages qui sont opposés à leur nature, pour les obliger à partir avec le mal qu'ils ont déchaîné. Plus rarement encore, nous en avons cité un exemple africain, les hommes cherchent à contraindre les dieux à lâcher prise, dans des combats furieux, des joutes nocturnes avec les esprits déchaînés.

Convaincre ou contraindre : la contrainte a du mal à s'exercer sur les dieux. Ce sont eux que l'on cherche à convaincre. La contrainte s'exerce sur des hommes, presque exclusivement, moins pour prévenir que pour sanctionner, punir. Même si les techniques de coercition pouvaient avoir un effet de prévention ou de ralentissement de la contamination, on ne peut en aucun cas parler de mesures sanitaires. Car elles ne prennent en considération ni la nature du mal épidémique, ni les modalités (inconnues le plus souvent) de sa transmission. Elles agissent en fonction du corps global de représentations qui ne s'intéresse qu'aux causes, à l'origine du mal, quel qu'il soit, et aux raisons qui font que seuls certains sont frappés.

Il y a donc maldonne. De nos jours, convaincre ou contraindre est une alternative qui se pose à des hommes en vue de la prévention de maux épidémiques et cette opposition prend sens par rapport à la connaissance qu'a le public de l'origine infectieuse du mal, des modes de contamination et des risques encourus en fonction des comportements, et par rapport à l'évaluation que peut faire le monde médical ou politique du changement des comportements ou de la diminution des risques, selon que l'on choisit l'une ou l'autre des branches de l'alternative. Dans les sociétés que j'ai prises en exemple, comme dans bien d'autres, à défaut de la connaissance appropriée, de systèmes de prévention et de soins et d'évaluation critique, l'opposition convaincre *versus* contraindre n'a de sens que par rapport aux systèmes locaux de représentations du mal : il faudra donc convaincre les dieux et contraindre les hommes, convaincre les premiers de retirer le mal qu'ils ont lancé, contraindre les autres en condamnant certains à souffrir plus de maux qu'ils n'en souffrent déjà et en en punissant d'autres jugés responsables du déclenchement du mal.

Même s'il est difficile de prétendre que la connaissance éclairée suffirait pour convaincre ou être convaincu (car ces modes « archaïques » de représentation que nous venons de voir sont toujours présents dans nos esprits et se retrouvent souvent exprimés dans la célèbre formule : « Je le sais bien, mais quand même… »), elle en est cependant la seule base nécessaire. C'est, je crois, la leçon que l'on pourra tirer de ce rapide survol anthropologique.

Ce mal invisible et sournois

Je tenterai ici de présenter quelques points de vue sur la manière dont les sociétés traditionnelles envisagent le malheur biologique et le traitent, de voir si les représentations touchant l'épidémie de sida se sont intégrées ou non dans ces systèmes globaux de représentations, et de préciser en quoi le sida, dans ces sociétés traditionnelles, dans les pays en voie de développement ou dans les pays développés, change le rapport de l'homme avec le monde qui l'entoure. Tâche difficile, si ce n'est impossible, car il faudrait au préalable définir ce que sont les sociétés traditionnelles et les systèmes de représentations, distinguer sociétés traditionnelles et sociétés développées sur ce point, et même analyser l'opposition entre médecine populaire et médecine savante.

Abandonnons donc l'idée de couvrir l'ensemble des sociétés traditionnelles, quelle que soit la façon de les définir. Je décalerai le propos vers les systèmes de représentations en général et du malheur biologique en particulier, à la recherche de quelques invariants, c'est-à-dire en ayant recours à des observations qui impliquent le fonctionnement général, commun, de l'esprit humain. Même si, en comparant deux sociétés sur le même point, on peut rencontrer des réponses diamétralement opposées à la même question, il n'empêche que, par hypothèse, elles ont toutes les chances d'obéir à la même structure logique interne des enchaînements et des articulations.

Ainsi, on retrouve la nécessité pour tout homme en société de donner du sens à l'événement pur. La maladie est, de ce point de vue, une « forme élémentaire de l'événement », expression que j'emprunte à Marc Augé. « Ses manifestations biologiques s'inscrivent sur le corps d'un individu », mais, pour être comprises, elles font l'objet, pour la plupart d'entre elles, d'une interprétation sociale qui met en jeu et en cause des relations sociales entre individus. À côté de cette logique qui est « la matière première et la référence implicite des règles juridiques, des principes cognitifs et des modèles d'interaction propres à chaque société »[7], intervient aussi la

---

7. M. Augé, « Ordre biologique, ordre social : la maladie, forme élémentaire de l'événement », in M. Augé et C. Herzlich, éds, *Le Sens du mal*, Paris-Montreux, Éditions des archives contemporaines, p. 35-91.

qualité empirique qui commande l'interprétation et l'histoire. L'étiologie sociale de la maladie, que l'on analysera et traitera selon l'un ou l'autre des systèmes d'équilibre des humeurs par exemple, est fonction de normes d'interprétation *a priori*, qui tiennent compte des positions de force des individus, aîné ou cadet, riche ou pauvre, vieux ou jeune, homme ou femme, de leur appartenance sociale, de leur position de parenté (l'agresseur en sorcellerie ne peut être indifféremment le père, la mère ou l'oncle maternel, selon que l'on est dans un système de filiation patri ou matrilinéaire). C'est « la multiplicité des positions de force, des situations sociales et des conditions de la prise de parole » qui peuvent expliquer conjointement le malheur biologique.

Il n'est pas nécessaire pour cela de se refuser à croire à l'existence des virus, des bactéries, des microbes. La vraie question est ailleurs : pourquoi est-ce moi qui suis frappé ? Et par qui ?

D'où vient le mal ? Dans cette nécessité de donner du sens à l'événement pur qu'est le malheur biologique, un petit nombre de types d'interprétation peuvent être, toujours schématiquement, mis en évidence. Nous en avons distingué, très grossièrement, déjà trois (cf. p. 61) que nous allons développer ici :

– Le mal, nous l'avons dit, est la *sanction* immédiate, mécanique, d'une infraction insoupçonnée (un inceste, par exemple, si la relation de parenté n'était pas connue des protagonistes). On le voit, nous sommes dans la logique qui permet de passer d'un registre à un autre : une infraction sociale entraîne un mal biologique. Il n'y a pas là de sentiment de culpabilité ni de règle morale. C'est une application quasi mécanique d'un principe de transfert et de causalité. Dans cet ordre d'idées, nous allons trouver une approche particulière de maladies considérées comme sexuellement transmissibles, même si la nosologie de ces maladies est bien différente de celle que nous considérons comme MST. Dans certaines sociétés, les relations sexuelles avec des filles non pubères (ou dont le père n'a pas fait encore le sacrifice de puberté) entraînent l'émaciation et la cachexie de l'homme par excès de « chaleur » ; l'adultère de l'épouse sur la natte du mari entraîne dans d'autres sociétés des diarrhées, des crachements de sang et des vomissements de l'époux, et peuvent même le conduire à la mort. Dans d'autres sociétés encore, des faits analogues provoquent l'ascite et l'éléphantiasis des parties génitales. Chez le bébé, vomissements, hémorragies, suées, perte d'appétit, fièvre sont dus au fait que la mère allaitante a repris le commerce sexuel avec son époux, ou bien que le père qui approche le bébé a eu commerce avec une femme étrangère dont les humeurs sont si fortes qu'elles détériorent le lait de la mère et l'équilibre fragile du nourrisson (dont on dit parfois que les fontanelles éclatent en raison du reflux dans son corps de ce qui lui vient du lait de sa mère, devant l'intrusion nocive des humeurs d'une femme étrangère). Sanction immédiate d'une infraction à une règle sociale, mais dont la « victime » n'est pas nécessairement l'auteur de l'infraction : passage d'un registre à un autre, d'un acte à une inscription biologique, d'un individu qui agit à un autre qui subit, parfois avec une médiation. On est, comme pour le sida, dans la logique de la transmission, avec des médiations.

– Un deuxième type d'interprétation voit dans le mal le résultat de l'*agression* sorcière ou jalouse d'autrui. Un Autre qui peut être un Autre proche, mais seulement s'il est en position sociale d'agresseur. Sous peine d'être victime d'un choc en retour, on ne peut s'attaquer à plus fort que soi, c'est-à-dire s'attaquer à un individu dont les instances spirituelles, qui le composent, sont particulièrement fortes[8], ni se tromper sur sa position sociale, ce faisant. Naturellement, je me place dans le registre de l'interprétation fantasmatique faite par l'entourage. Tout mal peut être analysé – si on n'a pas décelé par la divination qu'il s'agissait de la sanction d'une infraction – comme le résultat d'une agression dont

---

8. Pour développer ce point, il nous faudrait parler des conceptions de la personne, ce qui est un très large domaine…

on est victime, ou d'une agression mal calculée dont on est l'auteur et la victime en retour. À côté de l'Autre proche, il y a aussi l'Autre lointain, l'étranger, qui peut être l'agresseur. Mais on cherche d'abord au plus près de soi.

– Enfin, le mal peut être éventuellement en soi, ou *en puissance en soi*, en raison d'une faiblesse particulière de certaines des composantes de la personne, qui rend un individu vulnérable au contact d'Autres dont les composantes sont plus fortes que les siennes et tirent à elles, sans le savoir ni pouvoir l'empêcher, la substance du plus faible (c'est ainsi qu'une femme en pleine activité sexuelle ne pourra rendre visite sans précautions, à moins de vouloir lui nuire, à une jeune accouchée dans des sociétés africaines), ou au contact avec des entités religieuses, des esprits, les mânes des ancêtres, des objets sacrés ou lieux de culte, etc.

À titre d'exemple, je traiterai d'un cas remarquable qui est, pour le moment, le seul du genre avoir été bien analysé à ma connaissance. Il s'agit d'un travail mené en Haïti par un ethnologue américain, Paul Farmer, dans un village qui a dû quitter la plaine fertile pour les hauteurs à la suite de la construction d'un barrage[9]. Farmer a suivi cette population pendant des années, a analysé son système de représentations et, particulièrement, celui des humeurs du corps et celui de la conception (persécutrice) du mal ; puis il a participé aux conversations sur le sida, que personne ne connaissait autrement que par les émissions éducatives de la radio ; et, enfin, il a vu se monter le système d'interprétation à partir de trois cas mortels de sida enregistrés au village. Nous allons y retrouver, entrelacés, les éléments de notre discours antérieur.

Le sida entra au village de Do Kay, et Paul Farmer nous raconte cette histoire tragique, en l'analysant comme un « fait social total » (même s'il n'utilise pas cette expression) : celui de la logique de l'accusation.

---

9. P. Farmer, *Sida en Haïti. La victime accusée*, Paris, Karthala (« Médecines du Monde »), 1996.

Jusqu'à cette date et encore longtemps après, les cas de sida touchant des Haïtiens posaient problème au personnel médical et aux chercheurs car on ne retrouvait pas chez ces malades les critères habituels : ils n'étaient ni homosexuels, ni drogués, ni transfusés. Comme ils étaient non typiques, on en fit un cas à part, le fameux quatrième H, comme Haïtien, des « groupes à risque » selon la terminologie de l'époque, et de multiples théories tentèrent de justifier cette catégorisation. Toutes prennent source dans les zones sombres et émotionnelles de la superstition et du préjugé. En 1983, les *Annals of Internal Medicine* écrivent qu'il semble « raisonnable de considérer que les pratiques vaudou sont une des causes du syndrome »[10], ces « noires saturnales » dont parlait Alfred Métraux, ce « bazar du bizarre » où se retrouvent pêle-mêle les morts-vivants, nécromanciens, cérémonies secrètes où l'on boit le sang au cou de l'animal. Ces images fortes, préjudicielles, firent beaucoup de mal et sont loin d'être effacées par une approche scientifique nouvelle du sida, qui reconnaît la place de la transmission hétérosexuelle et materno-fœtale dans l'épidémie au même titre que les autres modes jusque-là recensés. La catégorisation des Haïtiens en groupe majeur à risque, pour des raisons en quelque sorte *sui generis*, en a fait des boucs émissaires, plaçant l'origine du mal en Haïti, ce mal qui aurait été ensuite diffusé vers les États-Unis. À l'inverse, de façon officielle lors de rencontres scientifiques, médecins et chercheurs haïtiens attaquent l'attitude irrationnelle et raciste des épidémiologistes américains et renversent la proposition. Ils voient la contamination en Haïti comme provenant des États-Unis en raison des deux mouvements inverses de brassage des populations que sont la main-d'œuvre immigrée d'une part et le tourisme d'autre part. C'est dans cette période critique, entre 1983 et 1990, que Paul Farmer réalise ses expériences de terrain à Do Kay

---

10. P. Moses and J. Moses, « Haiti and the Acquired Immune Deficiency Syndrome », *Annals of Internal Medicine* 99 (4), 1983.

(nom fictif, bien sûr), dans une zone rurale que l'épidémie va commencer à toucher, où le mot sida émerge à peine, même si le VIH était déjà en place, faisant sournoisement son œuvre. En 1986, on en parle ouvertement ; en 1987, c'est le premier mort et un autre malade est connu dans cette communauté de mille habitants. En 1983, il n'y a aucune représentation collective de ce mal et Paul Farmer va suivre la naissance de cette représentation, en dévoiler les sources, les mécanismes et les logiques à travers les trois histoires émouvantes de Manno l'instituteur, Anita la pauvrette et Dieudonné. Ne jamais oublier que Haïti est objectivement l'un des pays les plus pauvres du monde, ravagé par le duvaliérisme et subjectivement le pays des superlatifs négatifs dans l'opinion américaine : « Les Haïtiens sont les plus pauvres, les plus illettrés, les plus arriérés, les plus superstitieux. » Mais si la pauvreté est au rendez-vous à Do Kay, la résignation n'y est pas. Il faut toujours « comprendre » la cause du mal qui frappe, car à toute cause identifiée, il existe nécessairement une réponse. On verra ainsi Manno l'instituteur, représentant la raison et recourant au départ à la médecine biologique, s'en détourner pour avoir recours au *houngan* lorsqu'il admettra comme cause de son mal la violence jalouse d'autrui. La mise en évidence de cette genèse montre l'étroite symétrie des éléments qui entrent dans la constitution des deux logiques de l'accusation, américaine ou haïtienne, et comment ces logiques rendent compte toutes deux d'une même grande réalité objective : celle des liens économiques, politiques, personnels et affectifs qui unissent Haïti aux USA et qui font que « même un village aussi perdu que Do Kay est inscrit dans un réseau qui inclut Port-au-Prince et Brooklyn, vaudou et chimiothérapie, divination et sérologie, pauvreté et richesse ». L'épidémie n'aurait pas existé si Haïti n'était pas prise dans un immense réseau de relations tant économiques que sexuelles avec les USA. Pour preuve, la comparaison avec Cuba. En 1986, sur un million de tests on y trouve seulement un taux de séropositivité de 0,01 pour cent. À

Haïti, en 1986 également, sur des groupes moindres de 502 mères, 196 adultes hospitalisés et 912 adultes sains, on trouve respectivement des taux de douze, treize et neuf pour cent. Les chiffres sont éloquents. Do Kay est un village du plateau central qui a tout connu des répercussions des coups d'État. De plus la construction du barrage a inondé les terres fertiles et obligé les habitants à immigrer sur les hauteurs où ils végètent dans l'extrême pauvreté, la malnutrition chronique et toutes les maladies associées : tuberculose, diarrhée, malaria, maladies infectieuses. Ces malheurs entraînent non une résignation passive même si les gens considèrent que la souffrance est la condition naturelle de l'homme, mais une recherche dynamique des causes externes du mal et des remèdes appropriés. Le destin est là cependant et l'individu a le choix entre « chercher la vie, détruire la vie » (*chache la vi détri la vi*).

Il existe une maladie, spécifique des femmes dans son double aspect : *mauvais sang/lait gâté*, mais qui, réduite à son premier terme, peut toucher également les hommes. Elle est le produit, sinon d'une agression sorcière, du moins d'un trouble dans les relations sociales, et plus généralement conjugales. Le saisissement, la contrariété entraînent aussi le mauvais sang, qui devient clair ou noir mais qui, s'il reflue dans la tête ou dans la matrice chez la femme, entraîne la dépression, l'émaciation, voire la folie, la mort.

Bien qu'il ne semble pas dit explicitement que le lait provient du sang des femmes, il est clairement exprimé que le lait est gâté par le contact avec le mauvais sang. Il devient clair, pourrit aisément, perd ses qualités nutritives. On sèvre alors l'enfant. Mais le danger est pour la mère. Si « mauvais sang » et « lait gâté » trouvent le moyen, par les divers canaux du corps, de refluer dans la matrice, la femme mourra inéluctablement de cette rencontre de deux liqueurs trop identiques.

Quand on commença, sans cas concrets et visibles, à parler du sida à partir de ce qui était dit à la radio ou de ce que rapportaient au village des émigrants, notamment de retour des États-Unis, deux modèles se développèrent : l'un, en rapport avec l'idée de la transmission par le sang ou par les rapports sexuels, coulait l'explication du sida dans le moule du mauvais sang, qui relève de la médecine traditionnelle (jamais on n'avance l'hypothèse que l'on pourrait souffrir du « mauvais sang » devant le clinicien que l'on peut consulter à l'hôpital sous peine de subir son mépris) ; l'autre faisait du sida une maladie proprement exotique touchant exclusivement les gens de la ville (les homosexuels, puisqu'on en parlait), ou frappant les étrangers : maladie étrangère venue des Autres lointains, les Américains, à qui l'on renvoyait ainsi l'étiquette de groupe à risque, qu'ils accordaient si libéralement aux Haïtiens.

Ces ingrédients des explications ordinaires du mal en soi, le sang gâté (*mové san*), provenant du mal envoyé par jalousie sorcière, vont être combinés progressivement avec les explications plus modernes de l'enchaînement du malheur et de la contamination par l'étranger pour établir un modèle explicatif où tout peut faire sens alternativement ou simultanément. Qu'il s'agisse de périodes dans l'évolution d'un cas ou d'une analyse globale, chacun des ordres d'explication peut intervenir à son tour. Anita est un modèle du genre. Elle est une « victime », non de l'envie, vu son extrême dénuement, mais d'un engrenage du destin qui l'a amenée à treize ans « à prendre le mal d'un homme à la ville ». C'est la pauvreté, due à l'inondation des terres, donc au barrage et à la modernité, qui a entraîné la tuberculose et la mort de la mère, le *mové san* de sa fille et son départ à Port-au-Prince où elle contracta le mal. À cette « innocente », qui pourrait donc vouloir envoyer le mal, pour quelles raisons ? Manno, l'instituteur qui cherche éperdument la cause, a des éléments de réponse. Il a trois salaires, comme instituteur, comme gérant de la coopérative d'élevage de porcs, comme responsable de la gestion de la pompe électrique, ce qui serait à l'origine du mauvais sort que des envieux lui ont jeté. Pour les autres, son mal vient plutôt de ce qu'il a frappé durement un élève pauvre, ce qu'il n'aurait pas fait avec le fils d'un riche. Mais ces explications peuvent se cumuler. Après un traitement antituberculeux, il va mieux, mais comme on dit : une feuille ne pourrit pas dès qu'elle tombe à la rivière. Mais il avait aussi le *mové san* pour trois raisons possibles : contaminé par sa femme après la naissance d'un bébé, frappé par l'éclair quelques années plus tôt ou ayant eu le sang retourné lors de la colère qui lui avait fait frapper un enfant. Le destin, la faute, l'envie. Manno se confie progressivement aux soins des médecins traditionnels. Dieudonné, lui, ne comprend pas pourquoi on impute au sida sa maigreur et sa faiblesse alors qu'il n'a aucun écart de vie. Il impute son état au *mové san* que créent en lui ces accusations immotivées. Paul Farmer nous montre ainsi la genèse et l'évolution d'un modèle local d'interprétation du malheur. Il est bâti avec les matériaux que l'observation du réel fournit aux acteurs et que ceux-ci interprètent à travers les moyens d'analyse traditionnelle, mais aussi moderne, dont ils disposent. Ce modèle local recourt pour l'essentiel à une grille interprétative qui impute le mal à une cause étrangère, dans ce cas précis l'agression en sorcellerie. En fait, ce modèle « local » né de l'observation patiente d'une communauté ressortit à un modèle général qui fait large place à la recherche de la cause, aux soupçons de l'origine étrangère, à la théorie de l'agression. Cependant, Paul Farmer montre subtilement, au sein de cette géographie de l'accusation, la différence qui existe entre les trois réponses possibles à la question de l'origine du mal que sont la sorcellerie, la discrimination morale ou la conspiration. La sorcellerie est une violence symbolique qui traduit l'envie née de la disparité. Il ne faut pas avoir plus que les autres en n'importe quel domaine. Mais il n'y a pas classement entre des innocents et des coupables, alors que la discrimination morale au cœur du jugement porté globalement aux États-Unis sur les Haïtiens conduit à blâmer les victimes et à faire peser sur eux-mêmes le poids de l'accusation dans une double motivation : « infectés puisqu'exotiques et exotiques puisqu'infectés ». Dans son livre magnifique,

Paul Farmer nous fait faire un grand pas dans l'intelligence des mécanismes secrets, complexes et universels de la confection par l'homme des systèmes d'interprétation des malheurs qui le frappent.

Il nous faut dorénavant compter avec ces modèles et avec leur logique, dans la prévention et dans la clinique. À l'heure actuelle, en Guyane, on distingue clairement les deux approches thérapeutiques : l'une traditionnelle, à laquelle on se voue, l'autre biologique, perçue comme un talisman pour se protéger du mal.

On pourrait, je pense, faire la même démonstration dans bien d'autres lieux. Les manifestations cliniques du mal (émaciation, diarrhée, toxoplasmose, manifestations pulmonaires, dermatologiques, etc.) s'inscrivent de façon implicite dans les représentations des mouvements internes et externes des humeurs du corps, notamment à travers l'activité sexuelle, et dans l'ensemble de notre système de représentations. Et le recours aux thérapeutiques parallèles doit le plus souvent être compris à travers cette inscription dans un système global de représentations, dont la configuration générale échappe aux observateurs comme aux praticiens et aux patients.

Pourquoi le sida fait-il peur aussi aux médecins ?

La question peut sembler incongrue. Le sida, maladie fatale dès qu'elle est déclarée, ne peut que faire peur à tout un chacun. Il y a plus, pour le corps médical : le fait qu'il n'existe aucun vaccin, aucune thérapeutique permettant de guérir efficacement et définitivement, et surtout aucun retour en arrière possible à la bienheureuse séronégativité, au *statu quo ante*, tout cela est, aussi bien pour les biologistes que pour les cliniciens et le personnel infirmier, un grave aveu d'impuissance et d'échec. On l'a assez dit partout : le sida, maladie moderne, met en échec une pensée victorieuse où tout paraît possible à l'homme. Seulement, il arrive de temps en temps que des éléments naturels échappent à son contrôle. C'est donc un drame secret pour tous ceux qui ont affaire directement à la maladie.

On peut encore donner d'autres raisons souvent avancées, de caractère anecdotique. La plupart des médecins en exercice ont fait leurs études bien avant le temps du sida. Ils n'ont pas eu la possibilité de se familiariser avec cette maladie et craignent de ne pas savoir s'y prendre. Plus généralement, du moins en France, les médecins n'ont pas eu d'apprentissage en psychologie et en conseil, et l'annonce à un patient de sa séropositivité et la prise en charge émotionnelle, clinique, parfois sociale de ces patients pas comme les autres les intimident et les effrayent.

On sait qu'à Paris, sur l'ensemble des médecins généralistes de ville qui y exercent, environ une soixantaine seulement se partagent la lourde tâche des séropositifs et des malades. Leurs confrères les leur envoient après dépistage et ils sont devenus, par la force des choses, des sortes de spécialistes du sida. Est-ce simplement la peur de ne pas savoir s'y prendre qui fait que ces délégations existent ou cela correspond-il à quelque chose de plus profond?

C'est là qu'il nous faut faire intervenir ce que nous appelons le fantasme, et qui correspond à des grilles de lecture archaïques d'un certain nombre de réalités physiques. Par archaïques, je ne veux pas dire : arriérées et dignes tout au plus d'un intérêt mâtiné de commisération. Je veux dire que ces systèmes de représentations, ces grilles de lecture fonctionnent, y compris dans nos cerveaux, depuis que l'homme est devenu *Sapiens*. Il nous faut essayer de les comprendre, car il ne s'agit pas de survivances. C'est présomption pure de postuler que le mode savant et rationnel de pensée dont nous nous enorgueillissons est exempt de traces, éventuellement profondes, de modes plus archaïques que nous avons tendance à considérer comme irrationnels.

Je dirai, pour commencer, qu'il n'y a pas de système de pensée au monde, aussi primitif et apparemment irrationnel qu'il nous paraisse être, qui ne soit en fait un *acte de raison*, fondé sur des observations, sinon sur des expérimentations, dont des conséquences logiques et des interprétations sont tirées. Les observateurs qui découvraient des sociétés nouvelles, totalement exotiques pour eux, avaient tendance à considérer leurs jugements et pratiques comme irrationnels, sauvages ou enfantins. Ils étaient d'ailleurs l'objet, en sens inverse, du même regard critique et incrédule. La matière première du symbolique est ce que l'homme a trouvé offert à ses yeux de toute éternité : son propre corps, qui porte la différence sexuée, objet irréductible, le monde dans lequel il est plongé. Des variations sont observables, qui tiennent à l'environnement, certes, mais il existe de grandes constantes aussi, de grands faits d'évidence comme l'alternance diurne/ nocturne, les phénomènes météorologiques, le mouvement des astres, la germination, la floraison et la fructification des plantes, bref, toute une série de faits offerts à l'exploration mentale depuis l'aube de l'humanité et pour lesquels il est possible, en schématisant à outrance, de dire quelques choses.

– De l'observation du monde et du corps, et fondamentalement de la différence sexuée, sont issus ce que des philosophes et épistémologues appellent les *themata* archaïques, butoirs de la pensée, que l'on trouve à la base de tout raisonnement scientifique comme de tout système de représentations. Ces *themata* archaïques fonctionnent comme des systèmes d'opposition abstraits (l'un/le multiple, l'identique/le différent, le continu/le discontinu...) ou concrets (chaud/froid, sec/humide, clair/sombre, haut/bas, etc.). Toute pensée fonctionne selon ce type de schéma, quitte à introduire des éléments tiers : le tiède entre le chaud et le froid, le médian entre le haut et le bas, etc.

– À partir de cette contrainte initiale imprimée aux modes de pensée par les objets mêmes sur lesquels a porté et porte la réflexion et l'interprétation du réel, on trouve donc des entités abstraites fondamentales qui sont à l'œuvre de façon irréductible dans tout discours scientifique, comme dans la structure logique des systèmes de représentations.

– Pour ce qui est des représentations du corps, et plus particulièrement des fluides du corps, sperme, sang, lait, salive, lymphe *et al.*, il m'a semblé qu'on pouvait en mettre à nu les articulations en quatre points. 1. Une homologie de nature existe entre le corps dans ses fonctions vitales, le milieu naturel et particulièrement météorologique, la règle sociale. Un acte dans un registre peut avoir des conséquences dans un autre. 2. L'homologie ci-dessus et les transferts possibles supposent une loi formelle de fonctionnement du monde envisagé comme l'équilibre fragile d'éléments instables où toute rupture dans un registre entraîne une rupture en compensation dans le même ou dans un autre. Il convient donc de régler la circulation des flux de toutes sortes, ce qui suppose un classement préalable dans de grandes séries analogiques selon les deux pôles conceptuels archaïques de l'identique et du différent, et l'attribution, pour ce faire, de caractères tirés de qualités de nature concrète qui se présentent sous la forme d'oppositions dualistes fondamentales (froid/chaud, sec/humide, clair/obscur, droite/gauche, etc.). 3. Selon les domaines d'action, ou en fonction du contexte conceptuel, les éléments classés comme identiques ou comme différents s'attirent ou se repoussent, détruisant ou recréant l'équilibre du monde. 4. Toujours selon les domaines de l'action, mais aussi selon les occurrences, les personnages, parfois selon une préférence globale dans une même société qui s'observerait de l'alliance matrimoniale à la médecine, on recherche comme bénéfique le cumul d'identique ou on considère que ce même cumul a des effets dévastateurs. Réciproquement, peut être considéré aussi bien comme maléfique que comme bénéfique la mise en rapport d'objets de caractère différent. On peut donc rencontrer en comparant deux sociétés entre elles sur le même point des réponses diamétralement opposées à la même question : il n'empêche que, par hypothèse, elles ont toutes chances d'obéir à la même structure logique interne des enchaînements et articulations.

Les armatures logiques de fonctionnement de la pensée par catégories binaires, affectées en outre de coefficients masculin et féminin et d'une valorisation inégalitaire de chacun des deux pôles, alimentent aussi bien les discours ordinaires que les discours savants, biologiques et médicaux compris. Tout comme une certaine idée de l'équilibre du monde, de la société, du corps (stase) et des moyens de l'obtenir.

Les médecins eux-mêmes sont imprégnés d'une culture qui fonctionne de façon implicite, chez eux comme chez tout un chacun, même si l'on peut penser que la force de l'esprit critique prend souvent le dessus. C'est donc pour ces raisons, parce qu'ils sont des humains qui ne peuvent échapper aux représentations de leur système culturel archaïque et que celui-ci existe déjà au cœur des mots, que les médecins ont, eux aussi, peur du sida.

CHAPITRE III

QUESTIONS SOCIALES,
PROBLÈMES ÉTHIQUES

ÉTHIQUE ET DÉPISTAGE

On traitera sur ce sujet de l'action du Conseil national du sida en France, en parlant successivement d'éthique, de quelques réflexions et avis du Conseil, notamment en matière de dépistage des porteurs du VIH, de l'information du public et de la vigilance nécessaire par rapport à cette information.

À l'occasion de la Journée mondiale du sida du 1er décembre 1992, consacrée au thème « Les communautés s'engagent », Elie Wiesel, prix Nobel de la paix, sollicité de s'exprimer sur ce sujet, écrit : « Le sida guette ses victimes pour les isoler de leurs semblables, avant de les frapper, avant de les écraser. Les priver de notre regard, de notre présence, de notre fraternité, c'est se désolidariser de leur sort. C'est en voyant en eux, en chacun d'eux, des êtres humains, forts et faibles, capables de dignité et assoiffés de générosité, qu'on peut, qu'on doit combattre le mal qui lentement les rejette dans l'ombre. » S'il y a un point sur lequel nous devons tous nous accorder, c'est bien celui-ci : chaque geste compte, chaque initiative quelle qu'elle soit creuse un sillon et en appelle d'autres qui en découlent. C'est la raison pour laquelle il convient de savoir à quoi nous nous engageons, dans quelle voie s'engagent les pouvoirs publics dès qu'une décision est prise, car chacune est grosse de conséquences. Tous les mots d'Elie Wiesel sont nécessaires, mais suffit-il de les prononcer sans chercher à comprendre pourquoi on ne les prononce, tous ensemble, *que* dans le cas de cette pandémie ?

La lutte contre le sida, et non contre les malades et éventuels futurs malades du sida, implique une réflexion en amont, au confluent de deux grandes interrogations, l'une qui oppose le bien public (*i.e.* la santé publique) aux droits de la personne, l'autre qui oppose deux types de politiques de santé : contraindre *versus* convaincre, l'obligation au conseil et à la prise en charge médicale, psychologique et sociale. Seule une réflexion éthique peut permettre d'y voir plus clair et de choisir entre des politiques opposées en esprit et en actes. Je poserai en pétition de principe que l'ignorance et la peur sont toujours au préalable des tentations de discrimination, fondée qu'elles sont sur le fantasme et non sur la raison.

Qu'est-ce que l'éthique ? Au-delà de l'aspect philoso-phique (l'éthique est une réflexion sur une morale de vie en société), force est de constater que le contenu de ce concept est à définir, puisqu'il faut s'interroger ou interroger des sages sur le caractère éthique ou non de telle décision politique envisagée, qu'il est donc à construire et soumis à des révisions. Nous en sommes encore au stade de la définition des principes. La définition du principe avancé par le professeur Jean Bernard comme principe premier, est que « ce qui n'est pas de l'ordre du scientifique (entendons : soumis à la raison et la validation par la science) n'est pas éthique » ; cette définition est certes justifiée, donc néces-saire, mais elle n'est pas suffisante. Nous devons considérer l'idéal éthique comme relevant des mêmes principes uni-versels que ceux de la Déclaration universelle des droits de l'homme, pour ce qui est de la définition du bien et du mal dans la relation de soi à l'autre. La morale régit les actes de l'individu, la déontologie des actes professionnels au sein d'un corps fermé d'individus, l'éthique régit les actes sociaux au sens large, comme au sens restreint, dans les rapports de soi avec les autres, tous les autres, et l'ensemble multivoque de ces rapports individuels, repris en compte par la société. Dans la réalité, il nous faut nous contenter, dans l'attente peut-être utopique des jours heureux où il y aurait un accord universel, d'une définition contingente. L'éthique serait ce qu'une société, à une époque donnée, en un lieu donné, compte tenu des connaissances scientifiques du moment et de leur diffusion (ou de ce qui est acquis et tenu pour vrai), des moyens intellectuels de réflexion dont elle dispose (citons : écrit *versus* oral, système éducatif global ou non, isolement *versus* intégration dans le monde, abondance ou rareté des ressources, impliquant une plus ou moins grande disponibilité, etc.), compte tenu également de son passé historique, de sa place dans le monde, ce qu'une société donc est capable de concevoir comme relevant des catégories du bien et du mal. Ceux qui suivirent Christophe Colomb, par exemple, n'avaient pas la moindre idée des Droits de l'homme et que les hommes naissent libres et égaux en droit.

Il faut au préalable nier et vouloir nier l'humanité chez l'Autre pour pouvoir lui faire librement du mal : c'est cette négation qui est au fondement de l'entreprise nazie comme de toute entreprise d'extermination. Aucune culture, aucune religion, ne comporte cette dénégation absolue *a priori*. Elle la construit à chaque fois pour les besoins de la cause.

L'attitude la plus générale à l'égard du sida implique ce refus de reconnaître l'Autre comme semblable à soi et le dépistage obligatoire est un point focal de ce refus, puisqu'il vise à établir, dans l'esprit de ceux qui souhaitent le rendre obligatoire soit en certaines occasions, soit de manière routinière, une frontière nettement signalée par un marquage que certains voudraient, selon différents modes, rendre apparent, visible, directement lisible. Or, n'est pas éthique de nos jours le refus de reconnaître l'autre comme soi ou de se reconnaître dans l'autre. C'est nier sa qualité d'homme. Nous rejoignons ici Jean Bernard dans la mesure où ce refus relève généralement du fantasme et non de la raison.

La création en France du Conseil national du sida en 1989, par la présidence de la République, à la suite de la publication du rapport demandé au professeur Got, montre que les pouvoirs publics français reconnaissent que les questions que pose le développement du sida dépassent le simple cadre de la santé publique. On demande à un groupe de « sages », bénévoles et représentant la société civile, de donner son avis sur les questions d'ordre éthique et technique que l'épidémie de sida pose à la société. Or il existe déjà en France le Comité national consultatif d'éthique, qui limite son action aux problèmes d'éthique de la recherche, ce qu'il est licite ou illicite de faire en ce domaine, y compris en ce qui concerne la recherche sur le VIH, mais s'abstient normalement de répondre aux questions éthiques qui touchent le fonctionnement de la société.

Il y a là d'ailleurs entre les tâches dévolues à ces deux organismes une césure intéressante, en ce qu'elle sépare la recherche du monde ordinaire, postulant *de facto*, par sa seule existence, qu'il n'y a pas de véritable continuum entre les deux registres, entérinant dans le public ce sentiment obscur que l'objet de la recherche médicale ne trouve pas sa finalité dans le salut de l'homme souffrant, et qu'elle est affaire de spécialistes. Ce sont vraisemblablement des raisons fort contingentes qui ont abouti à la création distanciée dans le temps de ces deux instances, mais les raisons mêmes contingentes des décisions s'ancrent dans des convictions profondes et il m'apparaît ainsi premièrement que la phrase de Jean Bernard (ce qui n'est pas scientifique n'est pas éthique), que j'ai admise comme définition partielle, tirait sa vérité de ce clivage : elle veut dire au premier chef que le Comité d'éthique ne peut se prononcer à coup sûr et à bon droit que dans un domaine limité, celui qui ressortit de l'expérimentation scientifique ; le reste, le domaine des activités sociales qui ne peuvent être traitées scientifiquement ne pouvant, de ce simple fait, s'offrir à la réflexion d'ordre éthique. Ce qui est faux car l'irruption du sida, agissant comme grand « révélateur social », selon l'expression de Daniel Defert, oblige à considérer l'ensemble des problèmes de société comme relevant de considérations d'ordre éthique. Mais s'il ne peut y avoir dans ce domaine, par pétition de principe, ni démonstration scientifique, ni expérimentation, ni preuve, ni validation, puisque Jean Bernard parle bien de « science » pour fonder l'éthique et non de « raison », ou de « justice », alors toute argumentation d'ordre éthique ressortit uniquement du jugement. Cette phrase de Jean Bernard, dont la brièveté d'aphorisme vaut pertinence, a le mérite de signifier exactement la césure idéologique qui justifie la création de deux organismes distincts : il y aurait une éthique pratique fondée sur la preuve scientifique, et une éthique fondée sur le jugement philosophique. Il va de soi que je récuse une telle césure (je parle ici en mon nom, dans la mesure où le Conseil n'a pas encore abordé dans ses discussions ces questions fondamentales de définition). C'est là un des premiers pièges où ne pas se laisser enfermer. Un autre piège serait d'être amené, par ce clivage initial qu'il convient de surmonter, à considérer l'éthique comme un domaine de connaissance qui aurait ses spécialistes ; le troisième piège étant, au rebours, par la mention expresse du sida, de considérer que les réflexions d'ordre éthique en ce domaine ne s'appliquent pas en dehors. Or, il n'est pas simple en vérité de limiter les réflexions aux situations qui naissent de la présence ou non du sida, mais il est vrai que, compte tenu de ses spécificités, c'est la première grande pandémie de l'Histoire qui nous confronte à la question des Droits de l'homme – qui ont été proclamés il y a 200 ans à peine –, tels que je les ai envisagés plus haut, non des droits abstraits d'un individu singulier, mais des droits que chacun peut attendre des autres qu'ils lui soient reconnus et qu'ils soient respectés. En ce sens, des questions éthiques ont toujours été posées, bien avant que naisse clairement et soit formulée la notion des Droits de l'homme, qui ne peut procéder que de la reconnaissance, affirmée et non plus implicite, de l'autre comme semblable à soi.

J'en viens à la question du dépistage que j'ai pris comme objet sensible d'analyse, comme point crucial de démonstration de l'entrelacement des différents thèmes évoqués ci-dessus.

Comme bien des dossiers dont le Conseil a eu à traiter, celui du dépistage rendu obligatoire dans certaines circonstances de la vie met en évidence les réactions sécuritaires de ce qu'on appelle l'opinion publique, et permet de percevoir sous une lumière crue les conséquences potentielles qui pourraient découler de cette initiative.

Quelques éléments tout d'abord sur l'historique de la question. Après les remuements de l'opinion lors de ce qu'on appelle « le scandale » des transfusions avec du sang contaminé, revient sur le devant de la scène avec force l'interrogation sur les moyens de savoir, donc de dépister et non plus seulement pour les seuls dons du sang. Le 12 décembre 1991, devait se tenir une séance parlementaire particulière qui vote à la fin de la session ce que l'on appelle « les diverses mesures d'ordre social ». Des amendements furent proposés, tendant à rendre le dépistage obligatoire en certaines occasions de la vie : grossesse, mariage et incorporation sous les drapeaux.

Le Conseil fut consulté quelques jours avant, étudia rapidement la question et fit savoir son opposition à cette mesure le matin même auprès des présidents de groupe parlementaire, des commissions spécialisées de l'Assemblée nationale et auprès des membres concernés du gouvernement et des personnalités qui les assistent. L'amendement fut rejeté alors même qu'on s'attendait à une acceptation quasiment consensuelle. Le Conseil rendit un avis précédé d'un bref rapport explicatif le 18 décembre. Ensuite, sous la pression médiatique ou en raison de sa volonté d'en savoir plus pour décider sainement, le gouvernement demanda leur avis à quatre autres instances (Ordre des médecins, Académie de médecine, Haut Comité de la santé publique, Comité consultatif national d'éthique) qui le rendirent dans les trois premiers mois de l'année 1992. Au total trois avis sur cinq furent hostiles au dépistage obligatoire, deux y furent favorables. Les associations, comme AIDES, y étaient quasi unanimement opposées et le firent savoir. Dans les milieux professionnels de la santé, ceux qui sont au contact direct des malades et des séropositifs sont aussi majoritairement opposés au caractère obligatoire du dépistage, contrairement à l'ensemble des membres moins directement concernés du dispositif médical hospitalier et de ville.

Dans un sondage publié dans *Impact Médecin* du 14 juillet 1992 sous le titre « Réflexe d'autodéfense », les auteurs écrivent : « Le sida fait voler en éclat les grands principes chez les médecins et, parmi le grand public – exit le secret médical –, donne des résultats inquiétants témoignant de l'entrée dans une sorte de psychose collective, faisant de l'irrationnel une valeur refuge et montrant l'échec du message de pédagogie et de prévention. »

83 % des Français seraient favorables au dépistage obligatoire de l'ensemble de la population. Plus grave : alors même que les scientifiques démontrent l'inefficacité d'un dépistage de masse, 47 % des médecins interrogés y sont favorables, ce qui témoigne effectivement de la nécessité absolue de commencer par informer sainement le corps médical.

Surtout, écrit le journaliste, le malade est seul coupable. C'est l'association de ces deux termes qui est révélatrice. Qu'est-ce que cela veut dire en effet ? Il y a culpabilité, mais non partagée. Le séronégatif n'a donc pas à se sentir responsable et à se protéger. Il doit pouvoir s'en remettre aveuglément à la confiance qu'il estime pouvoir avoir dans l'autre et dans les mesures de santé publique nécessaires pour que s'installe ou perdure cette confiance. Mais attention, s'il devient séropositif lui-même, il bascule de l'autre côté, il devient ce coupable seul responsable de son malheur et qui est seul, devant l'index pointé du corps social. C'est cela qui est le plus difficile à comprendre : le séronégatif ne peut être coupable de quoi que ce soit, pas même d'indifférence ou de légèreté par rapport à lui-même, mais il devient coupable de cette même légèreté et de la liberté qu'il revendique, lorsqu'il devient séropositif. C'est sur cette ambivalence que buttent les programmes de prévention.

53 % des médecins et 68 % du public estiment en effet qu'un séropositif commet un délit s'il ne prend pas de précautions. Je rappelle d'ailleurs que l'amendement Sourdille du Code pénal, présenté il y a peu devant le Sénat français, visait « à condamner tout comportement imprudent ayant provoqué la dissémination d'une maladie transmissible ». Il faudrait donc condamner tous les séronégatifs qui, dans des rapports sexuels imprudents, n'usent pas de préservatifs, favorisant ainsi la dissémination du virus !

Enfin, le secret médical apparaît à l'immense majorité des Français, si l'on croit en la vérité de ce que disent les sondages, comme devant être balayé : 90 % du public et 57 % des médecins estiment que dans ce cas précis et pas dans d'autres cas, il faut avertir conjoints, partenaires et même la famille. Dans le corps médical, les généralistes, qui sont le moins au fait de la maladie et n'ont parfois jamais vu de cas, le pensent à 61 %. Ce sont des chiffres vraiment effrayants et le directeur de l'AFLS (Agence française de lutte contre le sida), à l'époque, avait raison d'écrire qu'il fallait d'urgence « mettre en place une pédagogie de la résistance ».

Bien avant tous ces remuements de l'opinion et de la classe politique, un pré-rapport avait été demandé au Comité national consultatif d'éthique. Ce rapport ne put obtenir de majorité. Cette information est nécessaire pour comprendre comment, au sein de comités de sages, d'experts (et celui-ci présentait une bipartition nette du corps social), le consensus est difficile à obtenir sur des questions qui ne comportent pas d'ores et déjà les prémisses d'une réponse assurée. C'est le cas ici, compte tenu de l'état actuel de nos connaissances, de la fondamentale précarité du statut de séropositivité, du caractère transmissible et non curable de la maladie, de la résistance et de la « volatilité » de l'épidémie, pour reprendre les termes de Jonathan Mann, et donc de tous les fantasmes de peur et d'exclusion qu'elle suscite. C'est peut-être en raison des difficultés rencontrées en cette occasion que fut créé *ad hoc* le Conseil national du sida.

Émirent en définitive des avis hostiles au projet d'obligation : le Conseil national du sida, le Haut Comité de la santé publique, le Comité national consultatif d'éthique. Émirent des avis favorables : l'Académie de médecine et l'Ordre des médecins (contre M. Louis René, son président).

Tous néanmoins rejetèrent le dépistage au moment de l'incorporation, l'expérience montrant que les examens à l'entrée éliminaient d'office tous ceux qui d'une manière ou d'une autre relevaient de populations ayant des comportements à risques.

L'avis du Conseil national du sida s'appuie sur des arguments d'éthique et de droit :

– l'obligation contrarie l'approche médicale et le suivi des patients dans la mesure où elle ne s'accompagne pas corrélativement pour le corps médical de la nécessité d'expliquer au patient les raisons de l'acte et les conséquences pour lui du diagnostic quel qu'il soit ;

– ne résultant pas d'une démarche volontaire et consciente, le dépistage obligatoire relève des formalités administratives qu'il faut subir, dont le résultat peut être annoncé de manière administrative également, sans garantie de confidentialité, avec de multiples effets négatifs potentiels : l'angoisse dans la solitude, la perte de confiance dans le rapport médical, la fuite devant les responsabilités, etc.

– l'obligation est contraire aux accords internationaux qui veulent (Conseil des Communautés européennes et des ministres de la Santé du 22/12/1989) que « les tests de diagnostic appropriés doivent être largement accessibles sur une base volontaire et confidentielle » ;

– enfin les risques de dérapage en ce qui touche la confidentialité sont très élevés.

Il se fonde aussi sur des arguments d'efficacité et de fait bien connus : ceux qui sont fondés sur la période de latence et l'obligation de renouveler périodiquement le test en cas de réponse négative. L'annonce de la séronégativité, sans explication médicale sur les moyens de conserver ce statut et sur sa précarité, peut notamment donner un faux sentiment d'euphorique sécurité.

Le rapprochement souvent fait, à titre d'argument majeur, avec l'obligation d'autres tests prénataux et prénuptiaux, est fallacieux. Il s'agit de maladies que l'on peut traiter. Quant au dépistage de la syphilis, cette législation pétainiste, jamais remise en question malgré l'arrivée des antibiotiques sur le marché (sauf tout récemment, par la bande : décret du 14/2/1992, publié au J.O. le 16/2/1992 : « Lorsque les antécédents ou l'examen le nécessitent, le médecin oriente vers une consultation spécialisée ou un dépistage particulier »), avait l'eugénisme en vue et non la prévention et le souci de la santé publique : il s'agissait de séparer le bon grain de l'ivraie. On se fondait d'ailleurs sur le caractère présumé héréditaire de la maladie.

Le Conseil national du sida souhaite en revanche que tous les praticiens soient incités à proposer de façon normale et régulière (vocables préférés à celui de « systématique » qui dans l'esprit du public a valeur d'obligation) le dépistage du VIH dans toutes les circonstances de la vie où ils le jugent utile, en fournissant toutes les informations pour obtenir un consentement libre et éclairé. Il condamne donc tous les tests pratiqués à l'insu du patient.

La nécessité de consultation et de dialogue avant et après est soulignée, pour obtenir que le patient se fasse suivre et, dans les deux cas, qu'il soit séropositif ou séronégatif, pour le conduire aux changements de comportements nécessaires.

Le Conseil préconise une extension des lieux où l'on pratique le test individuel, notamment aux centres de protection maternelle et infantile, aux centres de suivi pour les maladies sexuellement transmissibles, aux centres de consultation en matière de contraception, aux centres d'accueil pour toxicomanes, etc. Il rappelle l'importance des Centres de dépistage anonyme et gratuit (CDAG), dont il faudrait augmenter considérablement le nombre et auxquels il faudrait accorder beaucoup plus de moyens. Enfin, il souhaite le remboursement à 100 % du test VIH.

Toutes ces mesures, qui respectent les Droits de l'homme et favorisent la responsabilité de tous, représentent pour le Conseil la meilleure manière de faire une politique de prévention et de santé publique. Il ne conteste certes pas la nécessité individuelle pour l'individu de connaître précocement son éventuel statut de séropositivité, mais le test nécessite un accord éclairé et librement consenti. L'obligation en revanche permet de dispenser les praticiens de toute cette part de leur mission qui implique information, conseil et même prise en charge psychologique de leurs patients au sein d'un rapport singulier et dans ce cas précis, intense, auquel ils ne sont souvent pas préparés.

Tous ces arguments furent repris et développés souvent de façon impressionnante par le Comité consultatif national d'éthique qui, cette fois-ci, sut se départager et par le Haut Comité de la santé publique qui diffusa un gros rapport en mars 1992. Il y est écrit que « la prévention n'est pas assurée par la lecture d'un résultat positif ou négatif sur une feuille de papier ». Il étudie la question sous une dizaine d'angles et, dans toutes ces occurrences, conclut à l'inefficacité de l'obligation, préconisant là aussi formation, information, dialogue médecin/patient et développement du rôle des CDAG.

Là où la bataille fit rage, c'est autour du test prénatal, l'argument le plus fort des partisans de l'obligation étant la présence tierce de l'enfant, dont le médecin est le garant de la vie.

Il faut savoir que dans le cas où il leur est proposé, les femmes acceptent le test de dépistage à plus de 99 %.

Seulement, de l'aveu même de l'Ordre des médecins et de l'Académie de médecine, environ 30 % des médecins, généralistes ou gynécologues-obstétriciens, ne proposent pas le test, ou le font faire à l'insu de la patiente. Le Conseil a reçu des plaintes circonstanciées à ce propos.

Sur la base d'une proposition qui serait faite de façon régulière et normale, expliquée et commentée par tous les praticiens, et compte tenu de multiples valeurs entrant dans le calcul :

– chiffre total estimé (fourchette haute et basse) de la séropositivité en France,

– pourcentage de femmes séropositives en âge de procréer (15 % environ) sur ces chiffres globaux,

– nombre moyen d'enfants par femme ou taux de reproduction qui se situe entre 0,80 et 1,84, sur les années 1986 à 1990,

– période de fécondité la plus forte, ce qui permet l'établissement de cohortes,

– pourcentage de refus lorsque le test est proposé : 1 %,

– nombre d'enfants qui naissent séropositifs (20 % plus ou moins 4, selon les auteurs), de mères séropositives,

le Conseil a fait calculer le nombre annuel d'enfants qui auraient échappé à la détection si tous les praticiens avaient proposé normalement le test. Selon les différents modes de calcul et les différentes fourchettes, on obtient des valeurs minimales de 6-8 naissances et maximales de 20 à 26 d'enfants séropositifs non détectés avant leur naissance, sur le nombre total annuel de naissances en France.

Il ne s'agit pas de nier la nécessité de prendre en charge ces enfants et leurs mères, comme on le fait pour les autres, mais dans l'état actuel des choses où on ne peut les guérir, où il n'est pas question de pousser de façon sélective à l'avortement, compte tenu du fait que les refus sont le plus souvent légitimés par la connaissance antérieure que la mère a de son statut, il semble bien, quoique cela ne relève pas de considérations d'ordre déontologique ou éthique, que cela ne légitime pas la mise en place d'un arsenal juridique d'obligation qui ferait précédent. Pour toutes les raisons susdites, l'obligation ne milite pas pour la prévention, malgré les apparences ; elle permet à une partie du corps médical de se décharger sur l'obligation légale d'une partie de ses obligations morales. Il est vraisemblable qu'il y aurait alors plus de 30 % d'abstention.

Car c'est bien là que le bât blesse. Quels sont les intérêts en vue ? Est-ce bien la prévention ? Dans l'avis rendu par l'Ordre des médecins, qui fut positif pour le prénatal et le prénuptial (et dans ce dernier cas, contre l'avis de la commission *ad hoc*, qui voyait là « l'archétype du papier administratif nécessaire... qui doit être obtenu auprès du distributeur agréé »), on trouve néanmoins les attendus classiques sur la condamnation des tests à l'insu et l'exhortation au dialogue. Mais compte tenu du nombre de praticiens qui s'y refusent, l'Ordre voit dans le dépistage obligatoire en ces occasions un triple bénéfice en termes de pédagogie efficace, de prise en charge précoce, de changement de comportement attendu par des conduites prophylactiques. Les deux instances favorables à l'obligation admettent le rôle prédominant, dans tous les cas, du dépistage de confiance librement proposé et accepté qui permet un véritable dialogue, une prise en charge et un réel suivi. On sait que l'obligation existe dans les cas cruciaux de dons d'organe, de sang ou de sperme et que personne ne la remet en cause. Il reste, à défaut de l'obligation étendue à toute la population, le cas de ces occasions particulières de la vie : mariage, naissance, incorporation sous les drapeaux. L'Ordre reconnaît que les tests prénataux actuellement obligatoires concernent des infections toutes curables. Est-il utile et acceptable de rendre, dans cette circonstance où l'infection n'est pas curable, le test VIH obligatoire ?

Utile ? C'est indiscutable pour le suivi de la femme, pour éviter l'allaitement (en Europe, car l'allaitement par les mères séropositives est considéré en Afrique par l'OMS comme préférable à l'allaitement artificiel) et certaines vaccinations dangereuses pour l'enfant, mais il n'y a pas de traitement possible et rien ne permet d'assurer à la mère et à l'enfant, si la confidentialité n'est pas intégrale, qu'il n'y ait pas rejet à l'extérieur. L'Ordre reconnaît que l'acceptabilité est excellente, nous l'avons vu (98 à 99,5 %). 87 % des femmes séropositives connaissaient déjà leur statut. L'argument majeur fut qu'à Port-Royal, hôpital parisien, à un moment donné, sur les 327 femmes hospitalisées en gynécologie-obstétrique, la moitié ont connu leur statut par le test qui leur fut proposé, mais que, soulignons-le fortement, elles avaient accepté de le subir sur proposition.

Et cependant, il y eut un vote massif pour rendre le dépistage obligatoire en ce cas. Il nous faut en comprendre les raisons. Car il s'agit d'une décision commandée, comme pour le test prénuptial, par d'autres impératifs que le pur et honorable souci de la santé publique et du devenir de la mère et de l'enfant. La réponse réside dans le pourcentage de médecins qui ne proposent pas le test par crainte d'avoir à informer, dialoguer, ce pourquoi ils n'ont pas été formés et qu'ils ne savent pas faire. Il s'agit en quelque sorte de protéger de façon « corporatiste » le corps médical contre de potentielles mises en cause si un enfant naissait séropositif d'une mère à qui le test n'aurait pas été proposé ou qui l'aurait refusé.

Mais le rendre obligatoire dans ce cas ne va pas pour autant dans le sens du dialogue et risque au contraire d'augmenter considérablement le nombre des praticiens qui se réfugieront derrière l'obligation légale.

Ainsi, avec les mêmes prémisses et les mêmes données, peut-on arriver à des conclusions diamétralement opposées où prennent forme les fantasmes communs à toute la population (médicale y compris), et aussi les intérêts de groupe. L'éthique n'y trouve pas son compte, s'il s'agit de dire le bien et le mal en une occurrence donnée, et l'on voit assurément que ce n'est pas le souci de la reconnaissance de l'Autre comme soi qui entre en ligne de compte.

L'Académie de médecine reprend les mêmes arguments que l'Ordre, soulignant elle aussi en préambule les droits des malades à être informés, être assurés de la confidentialité et du secret médical, et insistant sur la nécessité de l'information du corps médical. Dans le cas du dépistage prénatal, elle affirme l'utilité pour la femme d'être informée, afin de décider librement d'une IVG, et l'intérêt de l'enfant pour les mêmes raisons que celles avancées par l'Ordre : il est certes condamné, mais il vaut mieux qu'il ne soit pas allaité et ne subisse pas certaines vaccinations.

L'Académie hésite entre trois choix : le *ciblage*, mais indiscret et discriminatoire, la *proposition*, ce qui serait excellent si elle était effectivement faite, mais comme nous l'avons vu, 30 % des praticiens s'y refusent actuellement et enfin *l'obligation*, ce qui leur paraît à la fois plus efficace et moins discriminatoire.

En fait, il s'agit bien là aussi de pallier le fait que 30 % des médecins ne proposent pas le test à leurs patients ou le font faire à leur insu. Il ne s'agit pas d'un véritable souci, même pragmatique, de prévention en santé publique qui n'existerait que s'il y avait obligation symétrique faite aux divers praticiens, d'abord de s'informer, expliquer, prendre en charge sur les lieux d'aide, etc. Au nom de l'utilité et de l'efficacité, un corps se préserve en évitant d'avoir à confronter ses membres à la totalité de leurs devoirs, facilitant une plus grande fuite des responsabilités des deux parties (patients et soignants) à l'avenir, et laissant à leur solitude et à leur détresse une partie des patients soumis à l'obligation. Pour le test prénuptial, dans les deux cas les commissions internes avaient dans les deux assemblées conclu à son inefficacité, mais une majorité se dessina pourtant pour voter l'obligation, signant ainsi, au sein de corps médicaux dits scientifiques, la prééminence du fantasme sur la raison.

Le Conseil national du sida eut gain de cause. Le Conseil des ministres du 22 avril 1992 publia le communiqué suivant :

Le Ministre de la santé et de l'action humanitaire a présenté une communication sur la prévention du sida.

Le gouvernement a décidé de renforcer la politique de prévention du sida menée depuis plusieurs années en favorisant le développement du dépistage volontaire. Après avoir consulté le Conseil national du sida, l'Académie de médecine, le Conseil national de l'ordre des médecins, le Haut Comité de la santé publique et le Comité national d'éthique, il a arrêté quatre mesures en ce sens.

1) Le test de dépistage prescrit lors d'une consultation médicale sera remboursé à 100 %.

2) Le nombre de centres de dépistage anonyme et gratuit sera doublé pour être porté à environ 250. À cette fin, le dépistage pourra être pratiqué dans les dispensaires antivénériens, les centres de consultation de protection maternelle et infantile et les centres de planification et d'éducation familiale. Les médecins qui y exercent recevront une formation complémentaire.

3) Une campagne d'information du public en vue d'inciter au dépistage vient de débuter. Des actions d'information seront organisées à l'intention des professionnels de santé et des jeunes. Les campagnes de prévention incitant à l'emploi du préservatif seront intensifiées. Le label de « grande cause nationale » a été attribué pour 1992 aux actions d'information réalisées par l'Agence nationale de lutte contre le sida.

4) La règle selon laquelle il est interdit de pratiquer des dépistages à l'insu des personnes et sans que les résultats leur soient remis sera rappelée aux ordres et aux organismes professionnels.

Les crédits consacrés par l'État à la prévention du sida s'élèveront à 200 millions de francs en 1992 contre 140 millions en 1991. La dépense supportée par les régimes d'assurance maladie pour assurer la gratuité du test de dépistage s'élèvera à 200 millions de francs en 1992[1].

---

1. En date du 23/12/1992, l'Assemblée nationale a légiféré en ces termes :

Dans le vieux débat qui oppose, toujours au nom du bien, contraindre à convaincre, le pouvoir politique a décidé pour le moment d'aller dans le sens d'une politique qui cherche à éduquer, former, convaincre, dans le cas du dépistage du VIH, comme il l'avait déjà fait pour la vaccination ROR, qui est fortement conseillée mais non obligatoire.

Le postulat de base est que si le test est nécessaire pour l'individu en tant qu'élément de diagnostic, résultant d'un acte conscient et librement consenti, il est nuisible pour la société si on le transforme en acte auquel il faut se soumettre. Rappelons les raisons d'ordre pratique et éthique qui militent en ce sens :

– Étendu qu'il soit à toute la population ou à des populations particulières, à des moments donnés, il n'offre qu'un instantané, éminemment provisoire, de la situation d'un individu ou d'un groupe ou de la population tout entière, à ce moment précis. La période de séroconversion, le mode de transmission, et le caractère volatile et changeant du virus rendent cette image photographique illusoire, en l'absence de démarche médicale d'accompagnement qui tend à faire accepter les mesures de prévention pour soi et pour autrui et donc des changements de comportement. Le dépistage obligatoire aurait au moins l'intérêt, dit-on, de connaître l'identité des séropositifs qui ignorent l'être et sont censés disséminer la maladie. Mais il ne favorise en aucune façon la prévention, en l'absence de tout conseil d'accompagnement et de toute formation. Comme le disent

---

I. – L'article L.154 du code de santé publique est complété par un alinéa ainsi rédigé : « À l'occasion du premier examen prénatal, après information sur les risques de contamination, un test de dépistage de l'infection par le virus de l'immunodéficience humaine est proposé à la femme enceinte. »

II. – L'article L.153 du code de la santé publique est complété par un alinéa ainsi rédigé : « À l'occasion de l'examen médical prénuptial, après information sur les risques de contamination, un test de dépistage de l'infection par le virus de l'immunodéficience humaine est proposé aux futurs conjoints. »

les praticiens en anglais : « Mieux vaut un entretien de conseil sans test qu'un test sans entretien de prévention » (Argumentaire de l'association AIDES sur la politique de dépistage des anticorps anti-VIH).

– L'obligation est toujours une entreprise de déresponsabilisation. Il s'agit d'une formalité à remplir ou d'une routine administrative. Ainsi, par exemple, de l'obligation dans la fonction publique de faire pratiquer périodiquement des radiographies de contrôle pulmonaire. Dans de grands établissements pénitentiaires, l'obligation est scrupuleusement exécutée mais les clichés ne sont pas interprétés et, a fortiori, les résultats ne sont pas communiqués aux intéressés. Mais l'obligation a été remplie. Il en serait de même pour le dépistage des anticorps anti-VIH, en soulageant le praticien d'une part importante de ses devoirs, l'entretien, le conseil, la prise en charge, ou en permettant légalement l'équivalent de tests à l'insu, si l'information quelle qu'elle soit n'est pas restituée au patient.

– En autorisant le dépistage obligatoire dans les occasions susdites, c'est la porte ouverte à de multiples demandes d'élargissement et à des dérapages qui portent une grave atteinte à l'individu, considéré exclusivement comme malade potentiel et non comme citoyen à part entière : qu'il s'agisse des contrôles aux frontières, à l'embauche, lors de demandes d'assurance ou de logement, sans compter, et cela d'autant plus vite et plus fortement que la confidentialité n'est jamais assurée, le risque d'exclusion d'un certain nombre de lieux ou d'activités publiques ou communautaires (cantines d'entreprises, écoles, stades, etc.).

– Le dépistage obligatoire va, comme nous l'avons vu, dans le sens du fantasme et de l'esprit sécuritaire dominant, dont participe également (est-il nécessaire de le redire ?) le corps médical. Pourquoi d'ailleurs en serait-il exempt ? Y a-t-il un fondement objectif à vouloir prétendre que tout savoir médical, de quelque ordre qu'il soit, donne une présomption d'avis justifié sur toute question ? C'est vrai aussi pour tout savoir : il n'autorise pas à porter de jugement dit « autorisé » sur tout. La connaissance intime d'une matière donnée, en général, n'implique ni la sagesse ni le discernement dans l'action chez tous les individus qui la possèdent et n'influe en aucune façon sur des comportements impulsifs.

En deçà de ces différents points, le cœur de la question se situe très exactement dans le rapport triangulaire entre soi, l'autre et la société, dont le garant du bon fonctionnement est le pouvoir politique quel que soit son mode d'exercice. Si le bon pour la société est entendu par tout un chacun comme ce qui est bien pour soi (ainsi que nous le démontrent quotidiennement toutes les entreprises de revendications corporatistes, autonomistes, et autres), alors il convient d'exclure l'autre porteur du mal, coupable ou responsable, pour s'autoriser à vivre sans contraintes. Nous nous trouvons devant une double revendication, celle d'entière liberté d'agir et cependant de prise en charge et de protection : liberté sans véritable autonomie, sans prise en charge de soi-même et responsabilité de ses actes. Si Ego, l'individu, se veut le prototype et l'enjeu du fonctionnement social, il exige d'être protégé contre l'Autre, son concurrent et rival. Toutes les responsabilités de cette prise en charge incombent alors, dans cette optique, à l'État : on exige de lui qu'il assume la responsabilité de tous les manquements individuels ou collectifs. L'État doit « me » garantir que je sortirai sain et sauf de telle ou telle expérience et, dans le cas précis du risque de contamination sexuelle par le VIH, il doit se donner les moyens nécessaires de « me » faire connaître le statut de séropositivité des autres pour que je m'en éloigne ou que je m'en protège. Tout cela est implicite dans le discours ordinaire sur l'obligation de dépistage. Elle n'a de sens dans ce discours qu'accompagnée de la non-confidentialité, du non-respect du secret médical, de la divulgation. Le corollaire en serait le mensonge, la fuite devant l'obligation, la dissimulation et l'aggravation de la paranoïa collective.

Il est important de voir les choses en face, de ne pas nier les réalités mais d'accepter de les prendre en charge collectivement, c'est-à-dire d'admettre que chacun a quelque chose à faire pour se protéger, protéger et aider les autres. C'est la seule réaction d'ordre éthique qui veut le bien de l'autre comme le bien pour soi, face à l'exigence de « dépistage », terme de chasse qui correspond bien à son objet : rabattre l'autre sur le coupable, l'étranger, le non-socialisé, l'animal.

La politique qui consiste à éduquer, convaincre, obtenir le changement de comportement, est une politique difficile certes, mais il serait démagogique, anti-démocratique et contraire à l'éthique de procéder autrement.

Dans cette quête de ce qui est bien ou de ce qui est mal pour la collectivité et pour les individus qui la composent, il apparaît que ne peut être considéré comme éthique tout ce qui n'est pas non seulement scientifiquement fondé, mais aussi démocratiquement fondé, compte tenu de nos connaissances et de la situation actuelle de l'évolution du monde.

Face à l'extension de l'épidémie, la seule politique possible doit être de favoriser toutes les mesures qui luttent contre la peur et l'exclusion des autres, jugés coupables et responsables du malheur. La peur et les réactions sécuritaires sont fondées sur l'ignorance d'une part et, d'autre part, sur ce désir profond de ne pas être contraint, soi, dans sa liberté d'action. Dans cet esprit, c'est nécessairement l'autre qui est nié, jugé coupable et devant être contraint dans sa liberté. Tout passe donc par la pédagogie : l'éducation dans les écoles, les facultés de médecine, les établissements spécialisés ; l'information du corps social, générale ou ciblée, mais sans cette recherche du sensationnalisme au mépris de la vérité qui caractérise à l'heure actuelle une bonne partie du débat public, surtout télévisuel sur la question ; une formation spécifique de formateurs en tous genres et très particulièrement à la pratique de l'entretien et du conseil ; des actions de prévention en tous lieux et sous tous formats, selon les contextes : une saynète des rues ou un spectacle de marionnettes auront souvent plus d'effet qu'un discours solennel.

Jusqu'ici le Conseil national du sida a essayé de faire front, de définir une ligne de conduite, de mettre sur pied une « pédagogie de la résistance ». Il a peut-être réussi à empêcher certains dérapages, en faisant comprendre aux politiques qu'il n'était pas scientifiquement fondé, qu'il n'était pas démocratique, qu'il n'était même pas positif en termes de santé publique et de prévention et donc qu'il n'était pas éthique d'aller dans le sens de la contrainte, en satisfaisant les peurs, les fantasmes, les comportements irrationnels. La partie, qui est dure, n'est pas encore gagnée. J'en appelle ici comme ailleurs à la vigilance de tous, car nous sommes tous concernés. Nous le sommes par rapport au traitement médiatique de l'information, mais aussi par rapport à nous-mêmes, à notre façon de recevoir et contrôler l'information, de maîtriser nos peurs.

S'il faut un code de bonne conduite, il faut qu'il comprenne les exigences des individus-citoyens.

Plusieurs études sont en cours au Conseil sur le montage de l'information, sur la couverture par la presse du drame du sang contaminé, sur les cas isolés de dérapage. Des inflammations subites, avec retour de flammes et extinction des feux, mais alors même que le public oublieux a été lancé sur d'autres sujets de préoccupation, une trace est restée, indélébile, d'une impression sans souvenir précis. Et ces séries de traces fugaces vont le plus souvent dans le même sens, celui de la peur ; elles conduisent à des comportements violents qui ne peuvent être marqués du sceau de ces valeurs dont on parle tant, dont nous nous persuadons qu'elles existent et qu'elles sont admises par tous : responsabilité, solidarité. Tous les mots, tous les gestes, tous les actes ont un sens et ce sens que chacun peut avoir parfois involontairement porté à la surface est, sinon ineffaçable, du moins durable dans la substance molle des esprits récepteurs du message. J'en prendrai un exemple récent.

Lors d'une table ronde d'ARCAT-SIDA, sur l'information et le sida, un chercheur anglais, Jenny Kintzinger, nous a parlé d'une campagne d'information conçue pour faire réfléchir et qui fut testée. Il s'agissait de faire comprendre qu'il n'y avait aucune différence physique visuelle entre un séropositif et un séronégatif. Sur fond sombre, apparaissent en lettres blanches, à la hauteur appropriée, horizontalement et verticalement, les mots « eyes », « nose », « mouth ». Rien d'autre. C'est vous, c'est moi. Or, dans les interviews, le lecteur du message ne l'entend pas de cette oreille : si on a choisi de lui dire quelque chose de cette façon, il cherche bien évidemment à trouver la nature du message. Mais il voit dans la schématisation proposée, qui attire l'attention sur des traits particuliers, un message volontaire très différent : le séropositif est repérable à la vue. Pourquoi ? Parce qu'il perd ses cheveux (la chevelure n'est pas représentée), parce qu'il a la peau sombre et des cernes noirâtres sous les yeux, parce que des liquides semblent sourdre de ses yeux, de ses narines, de sa bouche (ombre sous les lettres). « Il bave » est le terme qui revient le plus fréquemment mettant en avant la peur avouée de la salive.

Ainsi toute une campagne d'information positive est détruite, va contre les buts recherchés parce qu'on n'a pas compris, en amont, où se situaient les peurs à combattre, où sont les enjeux. Naturellement, cette campagne fut supprimée.

La peur est fondée sur des fantasmes que nous portons tous au sein de nous et qu'il nous faut savoir identifier. Fantasmes liés à la nature sexuée de la transmission d'une part, et à ses attaches profondes avec les humeurs du corps, supports de vie certes, mais aussi supports d'identité d'autre part. Que de ce paquet intimement lié dans l'esprit de tous, constitué par le sperme, le lait, le sang, on passe à la salive ou à la sueur comme facteurs jugés contaminants, rien de plus « naturel », si je puis dire, pour l'esprit humain. Sauf que cela est faux. Et là, nous entrons dans le domaine de l'ignorance. Cette ignorance qui fait réclamer le dépistage obligatoire comme moyen salvateur sur le plan de la santé publique, alors qu'il n'est d'aucune utilité sur ce point précis :

il faut le renouveler sans cesse ; il désengage une partie du corps médical de ses obligations déontologiques d'expliquer, convaincre, accompagner ; il risque d'entraîner détresse et fuite devant les responsabilités ; il contribue à accentuer dans la partie séronégative de la population le sentiment qu'elle doit être protégée de l'autre séropositif sans avoir à se préoccuper elle-même de sa protection.

Ce qui doit nous faire tous réfléchir, c'est la situation mondiale. Ailleurs, dans des pays pauvres, les humains meurent vite et sans soins, qui sont trop coûteux pour qu'ils puissent en disposer. Ne croyons pas que c'est leur affaire et que les idéologies tiers-mondistes sont dépassées. C'est aussi notre affaire, ne serait-ce que parce que les barrières que certains États croient pouvoir mettre, non plus que les quarantaines d'autrefois, n'ont jamais stoppé les épidémies. Ce que nous devons considérer en face, courageusement, sans œillères, c'est que le mal est devant notre porte, à tous ; qu'il importe de considérer l'autre, malade ou non, comme soi-même ; que seule cette attitude éthique fondamentale garantit chacun de nous d'être traité de la même façon en retour. J'en appelle donc à la solidarité, à l'absence de discrimination (même auprès de ceux qui croient devoir le faire pour des impératifs de santé publique) et surtout, car cela est au fondement de toutes choses, à la lutte contre l'ignorance, c'est-à-dire l'exigence à tous les niveaux d'une information précise, juste, sans passion politique ou autre. Toutes les « communautés » professionnelles et autres doivent s'engager pour accepter ces principes et lutter pour qu'ils restent au soubassement de toute action. La liberté s'exerce dans la connaissance, la responsabilité et la conscience, non dans l'ignorance, l'irresponsabilité, l'inconscience. Pour être libre, je dois savoir ce que je fais et pourquoi je le fais. Moi en tant qu'individu, et l'État en tant qu'État, nous sommes en ce domaine, celui de la discrimination sociale et des Droits de l'homme, enchaînés à ce tout premier devoir, celui de vigilance.

LE CADRE EUROPÉEN

L'objet du Conseil national du sida n'est pas l'éthique des sciences de la vie et de la santé – comme c'est le cas pour le Comité consultatif national d'éthique –, mais, d'après les termes du décret qui le constitue, les problèmes d'ordre éthique et technique que l'épidémie du sida pose à la société. Il représente la société civile et est constitué de bénévoles désignés par différentes instances pour leur compétence particulière ou leur appartenance à de grandes écoles de pensée ou à des familles spirituelles. Il n'a d'avis que consultatif et d'autorité que morale. Saisi sur des questions d'actualité par les autorités gouvernementales, il peut également s'autosaisir sur des questions qui lui paraissent devoir être traitées, même si la nécessité n'en est pas encore apparue aux appareils ministériels. Il comporte 23 membres, qui se réunissent une fois par mois pour auditionner, débattre sur les travaux en cours et rendre des avis. Son travail est préparé par de petits groupes *ad hoc* qui peuvent eux-mêmes auditionner, se déplacer, rassembler la documentation nécessaire. Mais il n'a pas constitué de section technique, sa petite taille ne rendant pas la chose nécessaire. Ce qui est frappant toutefois, c'est non seulement le parallélisme de ces deux institutions et de leur mode de fonctionnement, mais, si j'ose me permettre cet usage mathématiquement prouvé des termes, la convergence de leurs grandes interrogations et des réponses qu'ils essaient d'apporter *hic et nunc* aux questions qui leur sont posées.

Ce constat ne peut nous étonner. Nous ne pouvons que nous poser les mêmes questions sur la personne humaine et sa définition, sur la responsabilité, sur la pédagogie, la conscience civique et la sagesse commune et sur la dignité de l'homme. Il arrive que cette convergence ait à se manifester concrètement par des avis requis par la puissance publique sur de mêmes sujets, comme ce fut le cas sur la question du dépistage obligatoire en certaines occasions de la vie où le Conseil comme le Comité, et pour de mêmes raisons, rendirent un avis négatif.

Car la personne est au cœur de nos débats. Face à l'épidémie, aux peurs qu'elle suscite, aux réactions et exigences de la population – j'allais dire du public tant elles sont relayées par une part importante des médias surtout télévisuels –, aux demandes du gouvernement sensible à la question de la santé publique, nous nous trouvons ramenés sans cesse dans nos débats au point d'intersection de deux grandes lignes de force : l'une qui oppose l'intérêt de *l'individu* à celui de la *société*, l'autre qui oppose médicalement, juridiquement, politiquement, les deux notions déjà évoquées, *contraindre* et *convaincre*. Le cadre est ainsi dressé d'un écartèlement intellectuel, d'une tension, auxquels il faut apporter, au coup par coup, des solutions pragmatiques nécessaires, eu égard à la réalité vécue.

Il est question aussi d'une géographie de l'éthique. Elle n'est pas toujours déterminée par des raisons culturelles, comme dans l'exemple concernant l'interdiction de toucher au cadavre au Japon avant huit jours écoulés. Cette géographie particulière peut être aussi dictée par des raisons conjoncturelles, par des raisons économiques, par un des ennemis de l'éthique qui ont nom : dogme, magie, argent.

En voici un exemple, en ce qui concerne le sida et sa transmission. Un des arguments avancés pour rendre obligatoire le test de dépistage chez la femme enceinte en France est que la révélation de la séropositivité de la mère peut conduire ainsi à empêcher l'allaitement maternel dans l'intérêt de l'enfant séronégatif, les risques de transmission par le lait étant faibles mais réels. Cela dit, pour l'Afrique et les pays du tiers-monde en général, les pays dits pudiquement en voie de développement, l'OMS (Organisation mondiale de la santé) conseille fortement de laisser les mères séropositives allaiter leurs enfants car le risque de mort, nous l'avons déjà dit, est pour eux moins grand que celui qu'ils encourent avec un allaitement artificiel réalisé dans des conditions non hygiéniques ou avec des produits de mauvaise qualité ou inadaptés. L'allaitement artificiel dans de bonnes conditions d'hygiène et de suivi médical est un luxe que la majorité des mères africaines ne peut se permettre. Constat éthique en est tiré.

Et je ne parlerai pas ici dans cette géographie particulière Nord/Sud du coût du préservatif et de l'AZT.

Restons-en à la France, et plus largement à l'Europe, qu'il nous faut construire. Je crois nécessaire de dire fortement que, dans le domaine de l'épidémie du sida comme dans d'autres, il va falloir faire les efforts nécessaires pour harmoniser autant que faire se peut points de vue, comportements et même législations, et ce toujours par référence à ce cadre aux fils bien tendus qui oppose deux à deux les intérêts de la personne à ceux de la société, contraindre à convaincre, mais aussi responsabilité à déresponsabilisation, fantasme à raison, ignorance à éducation.

Jusqu'à présent, les pays de l'Europe n'ont pas proposé de solutions extrêmes choisissant la protection, illusoire m'empresserai-je d'ajouter, de la santé publique, au détriment de la « reconnaissance éthique d'une dignité » de l'homme, individu singulier. Au Vietnam, le dépistage est imposé aux frontières et, dans le pays, aux « groupes à risques » que sont les homosexuels et les prostituées ; le mariage est *interdit* aux séropositifs reconnus comme tels. À Cuba, il est autorisé entre séropositifs seulement. En dehors du fait qu'il n'y a dans ces cas ni confidentialité ni secret médical, il est évident que ces régimes optent pour la contrainte. Que vaut l'interdiction de contracter un mariage légal si elle ne sous-entend pas par définition un interdit portant sur les rapports sexuels et donc une ségrégation ou une abstinence forcée ?

Mais regardons de plus près quelques points, quelques situations où le sida pose un problème d'ordre éthique ou technique à la société, dont nous avons eu à connaître, pour lequel il n'est pas sûr que la géographie politique de l'Europe présente une réponse argumentée, commune et appropriée.

Le secret médical, par exemple. Dans le cas d'un patient séropositif ou sidéen, on sait que l'opinion publique française, à plus de 80 % et le corps médical en son entier à 67 % (d'après un sondage d'*Impact Médecin* réalisé en 1991) souhaitent que le secret soit rompu et que la famille et les partenaires soient prévenus. C'est d'ailleurs une des raisons sous-jacentes à la demande de dépistage obligatoire pour toute la population, l'opinion publique entendant par là moins une mesure prise dans l'intérêt fallacieux de la santé publique qu'une mesure conduisant à l'explicitation quasiment d'ordre visuel du statut des autres.

Dans des entretiens de responsabilisation, c'est au médecin qu'il incombe de faire comprendre à son patient non seulement la nécessité d'informer son ou ses partenaires passés et présents, dans leur intérêt, mais aussi de changer de comportement. Le rôle de conseil, c'est celui qui est fermement maintenu en France, même s'il apparaît que des médecins prennent sur eux de prévenir, directement ou par des moyens détournés, les partenaires. Ce n'est pas le cas dans d'autres pays : en Suisse, on débattait de cette question en décembre dernier à Berne et une majorité des autorités médicales compétentes penchait vers la levée du secret médical, dans ce cas particulier, et même prônait la recherche systématique des partenaires antérieurs. Des choix de cette sorte ont été faits par la Suède et dans quelques États américains. Il a fallu rapidement se rendre à l'évidence que l'entreprise de recherche de partenaires, outre qu'elle n'est fondée que sur la parole si elle n'est pas étayée par une enquête « policière », aboutit très vite à la constitution de réseaux, sinon inextricables, du moins si vastes que le jeu n'en vaut pas la chandelle.

Une décision qui nie la dignité de la personne humaine, au nom de l'intérêt plus grand de la santé publique, entraîne, par la rupture du secret imposée au patient, une perte de confiance dans le rapport médical et, plus sûrement encore, elle a peu de chances d'entraîner une prise de conscience des responsabilités, un changement libre et éclairé de comportement. Par ailleurs, elle fait courir de grands risques d'exclusion à la personne souffrante, par son entourage familial et, de proche en proche, professionnel et autre. Poussée dans ses limites, elle signifie une intrusion totale dans l'intimité sexuelle des individus concernés et dans l'intimité des autres en général selon des chaînes supposées de contamination. Imaginons rien qu'un instant la situation où « vous » recevez une lettre annonçant que « vous » figurez sur la liste des partenaires d'une personne séropositive, que vous devez passer un test et, en cas de séropositivité vérifiée quelques mois plus tard, signaler à votre tour tous les partenaires que vous avez eus, disons, dans les dix dernières années. Cette question, la recherche des partenaires antérieurs pour leur information, est un serpent de mer et, comme celle du dépistage obligatoire qui lui est intimement liée, elle revient périodiquement à la surface. Elle est exemplaire, parce que toutes les grandes oppositions dont j'ai fait état sont en jeu.

Quelques exemples encore de domaines où les questions d'ordre éthique se voient proposer des réponses différentes selon le lieu, mais peut-être aussi selon le moment, selon l'époque, c'est-à-dire aussi selon le degré d'acceptabilité par une société donnée en fonction de sa culture, de son histoire, de ces connaissances. Je citerai le cas des programmes d'échange de seringues pour les toxicomanes (une seringue neuve contre une seringue usagée), qui ont fait leurs preuves, semble-t-il, aux Pays-Bas et en Angleterre. Des études précises ont montré que l'incidence de la transmission du virus par des seringues usagées avait considérablement diminué. En France, la vente des seringues est certes devenue libre en pharmacie et il existe quelques essais de réalisation d'échange de seringues dans des quartiers et banlieues de grandes villes menés par des associations avec l'agrément du ministère de la Santé. Mais être trouvé en possession d'une seringue sur soi est toujours un délit et il arrive que des cars de police stationnent systématiquement à proximité des bus d'échange de seringues, ce qui a un effet dissuasif immédiat ! Il ne s'agit pas d'encourager la toxicomanie, mais de réfléchir sérieusement à la meilleure manière de juguler un mal, sinon deux. Pourquoi les toxicomanes seraient-ils du fait de la prohibition de la drogue et de son usage, condamnés à mourir du sida plus que les autres ?

Ainsi, il ne s'agit pas uniquement d'avoir une politique cohérente et éthiquement fondée au niveau européen, mais il s'agit simplement ici d'avoir une optique cohérente dans le cadre français. Réprimer et punir ou prévenir et éduquer.

Un autre exemple, d'actualité aussi, et qui intéresse également le Comité consultatif national d'éthique, en ce qu'il concerne les procréations médicalement assistées. Un homme séropositif, qui entend préserver sa partenaire séronégative sans la priver du droit d'avoir des enfants, a-t-il le droit de recourir à l'IAD (insémination artificielle avec donneur) ? En clair, peut-on dire que la séropositivité équivaut à la stérilité masculine ? Voilà un petit problème qui débouche sur de grandes questions. Nous n'avons pu le résoudre, tant il a suscité de débats passionnés, qu'en rendant un avis de Salomon. Nous avons laissé les Cecos (Centres d'étude et de conservation des œufs et du sperme humains) libres de juger de la fiabilité des couples qui faisaient la demande. En leur âme et conscience, aucun couple ne peut affirmer qu'il protège systématiquement *tous* ses rapports. Il court donc, de façon aléatoire, des risques de contamination d'une part, de fécondation d'autre part, supprimant ainsi l'équivalence potentielle séropositivité/stérilité masculine. Il semble que le législateur ait préféré trancher plus nettement puisque l'Assemblée nationale admet le recours à l'IAD en cas de stérilité vraie et en cas de risques de transmission de maladie mortelle.

Décision législative qui me permet de souligner qu'un conseil comme le nôtre n'a pas vocation pour légiférer ni pour imposer son point de vue ; qu'il n'est pas non plus le conseiller du prince, mais une sorte d'organe de réflexion propre à « favoriser l'essor de la sagesse commune ».

Même si tous les problèmes ne sont pas aussi lourds à traiter sur le plan de ces perplexités de vocabulaire qui aboutissent aux grandes questions philosophiques, ils nous ramènent inexorablement à la question essentielle de la dignité. J'en prends comme exemple le dossier, apparemment purement technique, dit « de l'assurabilité des séropositifs ». On sait que les malades déclarés ne peuvent être assurés nulle part ni contracter d'emprunt. Mais il s'agit ici de séropositifs et non de malades, soucieux de pouvoir contracter des emprunts bancaires pour s'installer professionnellement ou dans la vie.

Les compagnies et les banques ont donc cherché à connaître le statut à l'égard du VIH de leurs éventuels clients. Cela va du questionnaire approprié au questionnaire « sociologique » (âge, travail, situation familiale...) qui permet de déceler les individus à risques auxquels un test est alors demandé, puis à la demande de test présentée comme obligatoire à partir d'un certain seuil monétaire, variable selon les compagnies.

Saisis par le ministère de la Santé, nous avons rendu un avis concluant au fait que d'après les statistiques épidémiologiques il n'y avait pas péril en la demeure pour les compagnies d'assurances, qu'il fallait interdire le test obligatoire et les questionnaires intimes qui n'étaient d'ailleurs pas sous la garantie d'une totale confidentialité, et s'accorder un délai de réflexion de deux ans avant de statuer à nouveau sur la base de chiffres plus éclairants que ceux, purement américains, dont on disposait à l'époque (1990). Il y eut, en fait, malgré cet avis, une convention passée entre les assurances et le gouvernement, aménageant les questionnaires et assurant leur confidentialité et rendant les séropositifs assurables moyennant surprime à concurrence de 1 MF seulement. Cette convention est heureusement révisable et sera sans doute révisée : il faut dire qu'à ce jour seuls 7 ou 8 dossiers ont été présentés. Le montant maximum de 1 MF et les modalités de demande sont dissuasifs et encouragent la fraude.

Le problème pour les compagnies d'assurances est d'éviter l'anti-sélection, certes, mais surtout d'éviter que les candidats malheureux à l'emprunt et à l'assurance en France n'aillent s'assurer auprès de compagnies étrangères à l'étranger ou qui auraient pignon sur rue en France. D'où la demande de législations qui empêcheraient les nationaux d'un pays d'aller s'assurer à l'étranger dans des conditions locales qui seraient plus avantageuses pour eux : on pourrait choisir, certes, une compagnie anglaise mais elle ne pourrait vous traiter que selon le droit français de l'assurance, et réciproquement.

S'il convient de traiter l'embryon « comme » une personne humaine potentielle, ne voit-on pas qu'ici, au-delà de faux ou – tout au moins – incertains impératifs économiques, il conviendrait de traiter le séropositif comme une personne humaine réelle et non comme une personne humaine potentiellement déjà disparue ?

Bien d'autres questions d'ordre éthique et technique sont posées à la société par cette pandémie et il faut entendre : à tout corps social. Les quelques exemples entraperçus montrent la difficulté de l'entreprise dans un cadre national donné et nous font prendre la mesure de la difficulté qu'il y a à trouver sans dogmatisme des « réponses acceptables par tous » dans une société et *a fortiori* dans un cadre plus large comme l'Europe. Parvenir à une Europe éthique humaniste est un idéal, auquel il faut œuvrer avec persévérance. Comment faire ? C'est en partie, faible mais peut-être motrice, à des organismes comme les nôtres, qu'il convient sans cesse de revenir sur ces mots clés que sont la responsabilisation, la reconnaissance de l'autre, la nécessaire valeur universelle de la dignité humaine. Il nous faut répéter fortement, à chacun des avis rendus, ce sur quoi ils sont fondés, même si l'avis pourra un jour être changé. Je n'ai pas parlé ici d'un certain nombre de questions majeures, qui sont peut-être hors de notre portée : l'une est celle de la déontologie de la presse en matière de sida. Comment faire pour qu'il n'y ait pas des dérapages, des fausses informations déclenchant de faux espoirs, une manière effrénée d'alimenter les peurs et les fantasmes ? Comment parvenir à la vigilance et au contrôle de soi, de ses propres réactions, de l'usage que l'on fait de l'information ?

L'autre est, me semble-t-il, dans le droit fil, encore et toujours, de la dignité : c'est celle de la solidarité. Que veut dire « vivre avec le sida », lorsqu'on est séropositif ou apparenté à un séropositif ? Comment rejeter les discriminations, les réflexes d'exclusion, qui jouent même à l'encontre des enfants ? Comment faire comprendre aux séronégatifs qu'il est si facile – faute de responsabilisation, faute de voir l'autre comme soi, à force de demander d'être protégé et de rejeter l'obligation de protection sur les séropositifs –, qu'il est si facile de devenir soi-même ce séropositif qui a peur et dont les autres s'éloignent ?

De temps en temps, quelque chose passe, sinon dans le corps social, du moins dans des textes, qui nous laisse augurer des changements de mentalité ou de comportement. Ainsi, de l'article 19 des « diverses mesures d'ordre social », voté le 23 décembre 1992, et amendant les articles 154 et 153 du Code de la santé publique en faisant obligation au *médecin* d'informer et de proposer un test à la femme enceinte et aux futurs conjoints, c'est-à-dire rendant à la fonction de médecin son apanage de conseiller au sens fort. L'obligation n'est plus subie administrativement par des êtres dépersonnalisés ; le test est accepté librement par des êtres de raison, conscients et responsables. Souhaitons que ce message simple fondé sur des principes fondamentaux, qui peut être raisonnablement entendu de tous, soit un jour la loi de tous.

UNE RESPONSABILITÉ PARTAGÉE

Le Conseil national du sida a rendu un avis sur la pénalisation de la dissémination d'une maladie transmissible épidémique, à la suite de débats autour de la réforme du Code pénal français. Voici ce texte, qui présente cinq arguments contre la pénalisation de la dissémination.

Le Conseil national du sida, interrogé par les autorités compétentes, a suivi avec une très grande attention les récents débats autour de la réforme du Code pénal. L'amendement n° 302 à l'article 222-18 adopté par le Sénat le 24 avril 1991 propose, dans le cadre des atteintes involontaires à l'intégrité de la personne, de condamner à trois ans d'emprisonnement et à une amende de trois cent mille francs « toute personne consciente et avertie » qui aurait « provoqué la dissémination d'une maladie transmissible épidémique » par un « comportement imprudent ou négligent ». Bien que cette disposition ait été supprimée par l'Assemblée nationale le 20 juin 1991, le Conseil national du sida estime nécessaire de faire connaître son avis sur la question de fond qui est au cœur de ce débat.

Pénaliser la transmission du sida serait une erreur dans le contexte du fonctionnement actuel de la société française, et ce pour les raisons suivantes :

1°) ainsi que l'ont déjà souligné de nombreux commentateurs, la pénalisation de la transmission supposerait pour être applicable des investigations extrêmement poussées dans la vie privée des individus afin d'apporter des éléments de preuve. Le secret médical lui-même pourrait être mis à mal.

2°) D'autres articles du Code pénal existent qui suffisent pour condamner au besoin des comportements criminels visant sciemment à nuire à autrui.

3°) Cette pénalisation fait reposer toute la responsabilité d'une relation sexuelle sur un seul des partenaires. Or tout rapport sexuel consenti suppose une responsabilité partagée.

4°) En dissuadant tout un chacun de se préoccuper de son état sérologique et d'adopter une attitude responsable, la pénalisation irait à l'encontre de l'objectif mis en avant par les auteurs de l'amendement et ferait ainsi obstacle aux politiques de prévention.

5°) Dans ces conditions, la pénalisation n'aurait d'autre effet qu'une stigmatisation supplémentaire des personnes souffrantes, ce qui est contraire à la tradition de ce pays.

(Adopté en séance plénière le 25 juin 1991)

Sa brièveté – il s'agit d'un avis – n'exclut pas qu'il y ait eu des discussions fort poussées et le recours à des experts et à la documentation existante. Les arguments mêlent des points de vue pratiques à des points de vue d'ordre éthique. D'ordre pratique sont les deux premiers. Il s'agit bien sûr de la difficulté de la preuve, puisque tout ce qui touche à la sexualité ressortit de la vie privée la plus intime et, qu'en dehors de cas extrêmes, il est extrêmement difficile de faire la preuve qu'une personne atteinte est nécessairement consciente et avertie et faire la différence entre provoquer « délibérément » cette dissémination ou simplement par négligence. Et l'article 2 d'ailleurs précise que le Code pénal possède suffisamment d'articles pour réprimer des comportements criminels délibérés. Non, on conviendra qu'il ne s'agit dans ce débat qui nous préoccupe que de la transmission dite involontaire, par négligence, oubli, imprudence, hâte, excitation, etc. au moment de rapports, ou par omission : le fait de ne pas prévenir le partenaire de sa séropositivité.

On voit déjà que de nombreux cas de figure se présentent, dans des configurations d'espèce qui relèvent certes de quelques modèles, mais qu'il est difficile de confondre. Le droit suisse distingue seulement deux modèles : l'intentionnalité par bassesse de caractère, dont la peine sera la réclusion pour cinq ans et la négligence, dont la peine sera un emprisonnement (de plus courte durée, on peut le supposer) ou l'amende. Citons les articles du droit suisse :

Article 231 du titre huitième :
Crimes ou délits contre la santé publique.
1. Celui qui, intentionnellement, aura propagé une maladie de l'homme dangereuse et transmissible sera puni de l'emprisonnement d'un mois à cinq ans.
La peine sera la réclusion pour cinq ans au plus si le délinquant a agi par bassesse de caractère.
2. La peine sera l'emprisonnement ou l'amende si le délinquant a agi par négligence.

On notera que le droit ne fait pas de place au désespoir, à la dépression, à la perte du sens des réalités, toutes choses qui peuvent survenir un jour dans la vie des individus touchés.

Donc, la première difficulté est d'ordre pratique. Comment apporter de façon claire et précise la preuve qu'une contamination a bien eu lieu par ce rapport-ci entre deux personnes consentantes dont l'une était et se savait infectée, qu'il n'y a pas eu d'autres rapports potentiellement infectants, qu'il y a eu négligence volontaire ou volonté délibérée de nuire par bassesse de caractère, qu'il ne s'agit pas d'un règlement de comptes entre les membres d'un couple disjoint, etc. L'enquête de type policier doit entrer par effraction dans la vie des personnes et fait disparaître en pratique le secret médical, même s'il n'est pas permis au médecin, par exemple, en France tout au moins, de faire connaître au tribunal la date à laquelle le patient présumé « coupable » a connu sa séropositivité.

Le deuxième article résume donc les difficultés intrinsèques à l'administration de la preuve. On peut faire état de multiples exemples : le dernier en date est celui qui a vu l'acquittement en Suisse d'un musicien de jazz qui ne se savait pas séropositif (mais aurait pu s'en douter) au moment des faits qui lui étaient imputés à charge.

En ce qui concerne la différence entre comportement délibéré et comportement négligent, puisque ce sont là les deux grandes oppositions retenues, l'article 2 fait état de la présence dans le Code pénal français d'articles suffisamment forts et précis pour réprimer efficacement, ou du moins condamner efficacement les véritables comportements criminels où l'intention de nuire est flagrante et ceux où le partenaire est un mineur ou un déficient mental. Je pense au cas rapporté dans la documentation fournie par Aide suisse contre le sida, où l'on voit un homme, séronégatif lui-même et désireux de se venger de son amie, prélever du sang sur un ami sidéen hospitalisé puis l'injecter dans le bras de l'amie qu'il voulait détruire. Comportement effroyable, si l'on veut bien admettre qu'en dehors de la relation duelle, il fait intervenir un tiers coresponsable de la contamination même s'il est dépourvu de toute volonté de nuire, comportement pervers qu'aucune loi morale ou civile ne peut admettre.

L'article 3 note que la pénalisation porte, dans le couple, sur le partenaire séropositif qui endosse toute la responsabilité. Or, « tout rapport sexuel suppose une responsabilité partagée ». Pour le Conseil national du sida, c'est là un argument très fort. Depuis le début de son action, il a posé en pétition de principe que l'acte sexuel impliquait une responsabilité partagée, lorsque les deux personnes sont toutes deux consentantes, cela va de soi. L'oubli, l'omission de prévenir le partenaire, la négligence ou l'affolement à l'idée de se servir du préservatif lors des premiers rapports amoureux peuvent être bien sûr le fait du partenaire séropositif, qui connaît son état, mais il appartient aussi à l'autre de s'enquérir ou de faire les gestes nécessaires. Ne pas se protéger, de sa part, correspond à une auto-exposition consciente. À l'heure actuelle, dans le monde et surtout dans notre monde occidental, il ne doit pas y avoir beaucoup d'individus en âge de faire l'amour qui ignorent l'existence du sida et la manière de se protéger du virus.

Un juriste suisse fait une critique intéressante de la notion de « responsabilité partagée » qu'il juge surprenante en ce qu'elle méconnaît la notion de faute. Je cite : « L'aveuglement de l'une ne change rien à la faute de l'autre. La première "n'intéresse" pas le droit car les conséquences de sa négligence la concernent elle-même ; à l'inverse, l'acte de la seconde entre dans le champ du droit parce qu'il a des conséquences pour un tiers. » Je reviendrai un peu plus loin sur ce dernier point. Pour l'instant, et bien que non juriste, je voudrais me livrer à quelques réflexions incidentes sur le fait que la négligence du séronégatif n'intéresserait pas le droit car les conséquences ne touchent que lui-même. Est-ce si sûr en droit français et peut-être en droit suisse ? Le corps de l'individu d'une certaine façon appartient à l'État et on ne peut lui nuire, se nuire à soi-même, sans léser l'État.

Le suicide, même si les tentatives ne constituent pas à l'heure actuelle un délit punissable, l'a longtemps été et continue d'être considéré comme crime par l'Église. L'euthanasie (la volonté exprimée de mourir avec l'aide de tiers) n'est généralement pas admise dans les États européens. Des articles précis interdisent la libre disposition de ses organes comme marchandise : je peux donner mon sang, mais non le vendre, ni vendre un rein ou un œil… L'automutilation, d'un index par exemple, pour éviter l'engagement sous les drapeaux, surtout en temps de guerre, est un crime tout à fait punissable. Notons toutes les réticences encore si nombreuses de par le monde pour simplement accepter le fait que les femmes ont leur mot à dire dans la procréation qui ne peut leur être tout uniment imposée, et celles encore plus vives et plus violentes en ce qui concerne le droit à l'avortement. Si comme on le disait sous l'Ancien Régime, le corps du prisonnier appartient à la prison, il semble bien que le corps du citoyen appartient à la nation. En effet, si, comme les exemples ci-dessus tendent à le montrer, notre corps et notre vie ne nous appartiennent pas vraiment, à qui appartiennent-ils : aux parents qui nous ont engendrés ? Aux enfants que nous avons engendrés ? À Dieu ? Ou à l'État ?

Si, socialement, l'inscription par la naissance dans une lignée revêt le caractère d'une certaine obligation sociale et morale, l'idée de dépendance à l'égard d'un Dieu tout-puissant ne peut être acceptée que par un individu qui croit en la transcendance. Reste l'État : si, en me faisant du tort, je porte tort à l'État, mon comportement d'inconscience dans la relation amoureuse alors même que je suis séronégatif, devient aussi délictueux que celui de mon partenaire. Ma maladie coûtera cher à l'État de même que ne seront pas compensés par mon travail productif les coûts sociaux investis dans mon éducation. Léser mon corps ne revient pas seulement à me léser moi-même. On s'en aperçoit de façon flagrante dans le cas des toxicomanes qui, pour beaucoup de citoyens ordinaires, s'excluent de ce simple fait de la citoyenneté et, ne se connaissant plus de devoirs, n'ont de ce fait plus de droits aux yeux de cette même opinion.

La réaction naturelle des personnes qui apprennent leur séropositivité est la peur, la crainte de contaminer, ce n'est pas la volonté de contaminer. L'inquiétude de ne plus pouvoir engendrer, exprimée par de jeunes gens qui n'avaient jamais pensé auparavant à entrer dans une vie de famille. La réaction déviante du genre : « quelqu'un me l'a passé, je le passerai à d'autres » est vraisemblablement une rareté – mais elle correspond à l'inquiétude sécuritaire ambiante, comme le montre l'histoire souvent racontée mais mythique de l'inscription faite au rouge à lèvres sur la glace de la salle de bains : « Bienvenue au club ».

Les médecins de type sécuritaire sont ceux, preuves à l'appui, qui n'ont pas rencontré de cas de séropositivité ou de sida et qui fantasment à ce propos comme le commun des mortels. Ils se font une image horrifiante qui n'est pas plus fondée, du fait qu'ils sont médecins, que celle que peut se faire l'homme ou la femme de la rue. Il apparaît en France que les 20 % de médecins civils ou hospitaliers qui ont vraiment à faire avec la maladie consacrent une part importante au « conseil » et ne sont jamais partisans, eux, ni du dépistage obligatoire qui déresponsabilise les médecins ou plutôt les décharge de leurs obligations, ni de la levée du secret médical à l'égard des partenaires et parfois des familles, ni de la pénalisation. Pourquoi ? Parce qu'ils en connaissent les effets négatifs mais aussi pour une raison fondamentale qu'il nous convient d'aborder les yeux ouverts en ce qui concerne la pénalisation. C'est qu'il est pratiquement impossible, ou plutôt qu'il est impossible dans la pratique ordinaire des couples où l'un des deux partenaires est séropositif, de protéger vraiment tous leurs rapports et cela pour toutes sortes de raisons, – pulsion, don de soi, goût du risque, oubli momentané, ivresse, je ne sais... La pénalisation est la porte ouverte à tous les dénis de justice, si le couple se défait.

Il vaut peut-être la peine qu'on s'arrête un moment sur le sens exact de « la pénalisation de la transmission » d'une maladie grave, mortelle, ou de type épidémique. Il s'agit – on le voit à travers les affaires venues en justice et les discours sur ce sujet – uniquement de la transmission par voie sexuelle (négligence ou volonté perverse), hétérosexuelle ou homosexuelle, et de la transmission du VIH qui est pour le moment seule concernée.

La transmission mère/enfant n'est pas concernée. La volonté d'avoir un enfant introduit pourtant un risque pour un tiers. Doit-on considérer que l'enfant est la victime potentielle du désir égoïste de la mère ? Doit-on pouvoir envisager que l'enfant puisse porter plainte contre sa génitrice ? Qu'en serait-il alors si on pouvait, dans la ligne logique de cette possibilité, porter plainte contre celle qui vous a donné la vie sans votre consentement à vivre, la vie étant la seule vraie maladie mortelle, si l'on en croit un humoriste.

On peut aussi envisager la pénalisation de la transmission selon d'autres voies que sexuelles dans cette optique profondément sécuritaire, et envisager des poursuites également envers les toxicomanes qui échangent encore leurs seringues, les médecins qui favorisent la distribution de seringues gratuites mais sans savoir vraiment si elles ne seront utilisées qu'une fois, le sportif blessé et bien d'autres encore...

Il est vrai qu'en France la transfusion est effectivement perçue comme pénalisable, comme en témoignent les grandes affaires du sang contaminé qui, au-delà de l'indemnisation et de la correctionnalisation de faits d'ordre commercial, visent désormais tous les acteurs de la transfusion sanguine et les responsables politiques. On me permettra de douter, pour la plupart des incriminations, sinon toutes, de la justesse de cette pénalisation.

Mais il reste que les projets de réglementation lorsqu'ils existent dans différents pays visent uniquement en pratique la transmission par voie sexuelle, répondant ainsi à des stimuli fantasmatiques dont le sexe est en général l'objet, tout comme l'idée de la volonté agressive de l'autre.

Interrogeons-nous aussi sur les raisons pour lesquelles seul le VIH est en cause et pas d'autres maladies comme l'hépatite, la tuberculose et même la lèpre (encore aujourd'hui). Il existe bien un fantasme particulier du sida, qui n'est pas fondé.

Enfin, je pense qu'un des problèmes fondamentaux de la pénalisation, vient de ce que la séropositivité y est considérée comme une maladie, alors qu'il ne s'agit que d'un état biologique. On est séropositif pour énormément de maladies et vraisemblablement pour des maladies encore inconnues qui peuvent être transmissibles.

L'exception du VIH est la transmissibilité de cet état sérologique, qui peut par ailleurs basculer un jour dans la maladie. Mais, en droit, nul ne peut affirmer qu'il y a maladie quand il y a séropositivité ni qu'il y ait passage assuré à la maladie.

Il est difficile aussi d'affirmer, en droit, que l'ignorance ou la méconnaissance argumentée du risque constitue un délit.

C'est sans doute un argument fort que de postuler que l'existence de normes est nécessaire pour la constitution de l'individu et pour la vie en société. Mais comment prétendre que les séropositifs seraient placés hors droit s'ils n'étaient pas justiciables dans la pénalisation de la transmission. Ils sont toujours impliqués pour des problèmes de droit : du travail, du logement, de l'assurance, de la circulation, etc. Pourquoi les imaginer victimes d'une exclusion du champ social du simple fait qu'ils ne seraient pas pénalisables pour avoir transmis ? Il y a là une argumentation tautologique : les séropositifs seraient hors droit et donc victimes d'un « ostracisme » en quelque sorte – d'une exclusion sociale –, uniquement parce qu'on postule : 1) que la séropositivité est une maladie ; 2) qu'elle peut être transmissible.

Pour moi, importent les faits et non les fantasmes. Lutter pour le développement du « conseil » médical, de la rencontre personnalisée médecin/patient, du dialogue, de la force de conviction, est une nécessité préventive qui joue de plus sur une tendance forte des gens qui les pousse plus à l'altruisme qu'à la méfiance ou au désir criminel. Nous devons, nous-mêmes, être conscients que nous sommes aspirés dans la spirale des fantasmes présents dans la représentation qu'on se fait du sida. Si nous sommes des êtres modernes, et quoi qu'il en soit de la nécessité de la protection sociale, il faut agir non pour la répression, même à simple valeur symbolique, mais pour la prévention. Et se souvenir que la valeur symbolique est quelque chose d'essentiel et non anecdotique et accessoire. Toute condamnation, mais aussi tous les termes comme « Tchernobyl ambulant » ou « tueur ambulant », pour désigner les séropositifs ou les malades, ont un effet déstructurant sur l'imaginaire des humains. Il s'ensuit une dichotomie très grave entre deux types de malades. D'un côté, les « victimes » ou les « innocents », parce qu'il s'agirait de plaignants à qui on a donné droit en justice. De l'autre, les « coupables », c'est-à-dire tous les autres, du drogué au contaminé par relations sexuelles et même dans le mariage, comme c'est le cas ordinaire des femmes du tiers-monde.

Les mots que l'on emploie sont chargés de sens, ont valeur argumentative et entraînent des conclusions qui ne sont pas justifiées. On parle naturellement de « victimes », ce qui implique nécessairement la culpabilité de l'autre, de celui qui n'est pas victime. Mais il faut se souvenir que la victime sera à son tour suspecte d'être coupable. Le droit est-il le rempart contenant de l'ordre social ? On se doit de se poser la question en ce qui concerne ce point particulier de la pénalisation de la transmission. La criminalisation de ce type précis d'atteinte à la vie n'est pas nécessaire. Les dispositions générales qui existent dans tous les codes sont suffisantes pour maîtriser les situations exceptionnelles où il y aurait vraiment intention de nuire.

La pénalisation ou criminalisation de la transmission par voie sexuelle du VIH nous entraîne dans une régression collective de l'État de droit, et au-delà vers une stigmatisation accrue des personnes. Comme le dit excellemment Alain Molla : « Punir le prétendu contaminateur, c'est renoncer à responsabiliser les individus, c'est donner des idées perverses, c'est renoncer à faire comprendre la nécessité de la responsabilité partagée. »

CHAPITRE IV

INFORMATION ET VIGILANCE

UN RÉVÉLATEUR SOCIAL

Ces quelques mots pour clore l'atelier « Les sciences sociales face au sida : un cas africain », tenu à Bingerville (Côte-d'Ivoire), qui confrontait médecins, biologistes et ethnologues.

Une forte demande est faite aux sciences sociales dans le cas du sida. Devant l'ampleur de la pandémie, l'évidence est la non-maîtrise par le corps médical et les pouvoirs publics d'un grand nombre de faits. Je vais citer certains d'entre eux qui me viennent à l'esprit.

On s'est aperçu assez vite qu'il n'était pas si facile que cela de contrôler les comportements sexuels, tout au moins d'opérer des changements de nature collective et massive d'autant qu'on ne dispose pas de solution : de médicaments qui guérissent, ou de vaccin qui prémunit. Il y a le problème du coût collectif. Il y a la non-maîtrise de tous les problèmes sociaux qui naissent de la peur, de l'ignorance, des fantasmes et d'où proviennent ensuite les exclusions, les ségrégations, les discriminations. Il y a la difficulté de tous les choix de type éthique et politique, et nous reviendrons sur ce point. Il y a aussi les immenses problèmes qui sont encore à venir et que l'on commence à appréhender, liés à la toxicomanie. Ce n'est peut-être pas encore un problème en Afrique mais cela risque de le devenir. Il y a également celui de la pauvreté, car si nous ne parlons plus de groupes à risque mais de comportements à risque, il est normal de parler de milieux de plus grande vulnérabilité.

Cet ensemble de problèmes fait que l'on en est venu à considérer la maladie du sida et, surtout, le malade comme un « révélateur social ». Je voudrais rendre la paternité de cette expression à son auteur puisque c'est un mot que maintenant tout le monde utilise. Le concept de malade comme révélateur social a été utilisé pour la première fois lors du Congrès sur le sida de Montréal par Daniel Defert, président d'AIDES. On sait la fortune que ce mot a eue depuis : le malade comme « révélateur » ou « réformateur social ».

On s'aperçoit devant l'irruption du sida que dans tous les pays où il opère il met à mal, à chaque fois, les notions de liberté, d'égalité, de solidarité (pour ne pas parler de fraternité). À y regarder de près, on se rend compte qu'il s'attaque de front à ces trois termes fondamentaux de la Déclaration des droits de l'homme. Et il met à mal, aussi, les notions de confidentialité et de secret médical. J'ai entendu parler ici de non-assistance à personne en danger, de crime ou délit, duquel un médecin qui n'aurait pas prévenu le partenaire d'un séropositif pourrait, un jour, se voir accuser. C'est franchir un peu vite un pas qui mérite réflexion.

Récemment, en France, une plainte a été jugée recevable, par le tribunal de Metz, d'un homme contre sa partenaire antérieure (ils étaient concubins) qui l'avait contaminé. Il ne peut y avoir qu'une parole contre une autre puisqu'aucune preuve ne peut être faite. On imagine aisément les règlements de compte qui peuvent s'ensuivre à partir du moment où le délit d'empoisonnement est retenu quand il y a transmission du mal. Nous savons comment ce mal se transmet. Il faut pouvoir arriver à ce que les personnes puissent énoncer, annoncer elles-mêmes leur séropositivité. Jusqu'où pourrait-on aller dans les rapports sociaux si cela tombe sous la coupe du judiciaire, du pénal ?

Une demande est faite aux sciences sociales, une exigence même, qui semblerait récente. Cette demande vient droit des médecins et des politiques. En France, il est vrai qu'une demande est faite par les politiques, ne serait-ce qu'à travers la création du Conseil national du sida. Il y a donc bien une demande, ce qui ne veut pas dire pour autant que nous avons un pouvoir de décision. Nous sommes cependant de plus en plus entendus et, de temps en temps, nos avis sont suivis d'effet, parfois de façon spectaculaire, par le politique.

Ainsi, très vite : que le dépistage ne soit pas systématique ou obligatoire dans un certain nombre de circonstances de la vie est dû à un avis du Conseil national du sida, qui a ensuite été relayé par des avis émanant d'autres organismes publics ; qu'il n'y ait pas de carnet de santé obligatoire pour les séropositifs reconnus comme tels, c'est le CNS qui l'a empêché ; c'est grâce à lui qu'a été supprimé le « fichier central des risques aggravés » des compagnies d'assurance. Il y a ainsi toute une série de problèmes sur lesquels nous avons non pas statué mais conseillé la puissance publique.

On nous demande maintenant des actions, à nous chercheurs en sciences sociales, en nous reprochant de ne pas avoir assez de crédibilité. À la question : « Pourquoi n'êtes-vous pas intervenu autrefois pour la tuberculose, pour la syphilis, pourquoi vous réveillez-vous pour le sida ? », je réponds : il existe des études d'ordre anthropologique sur les effets de la tuberculose, de la syphilis ou d'autres pandémies ; il existe des études historiques d'anthropologie sur le choléra, et autres pestes ; il y a toute une série de travaux auxquels moi-même j'ai participé, par exemple sur la médecine hygiéniste ; tous ces travaux existent bel et bien. Qu'ils ne soient pas connus des biologistes n'est pas exactement de notre faute. C'est en raison de ses spécificités – du fait de l'irréversibilité de la contamination, du fait qu'il n'y a pas de guérison, du fait de l'ampleur du mal – que le sida pousse d'un coup à penser qu'il faut peut-être, pour atténuer ses effets et enrayer l'épidémie, se tourner vers d'autres disciplines que la médecine ou la recherche biologique et clinique. Nous existions auparavant, nous faisions notre travail en essayant d'être connus : s'il vous plaît, ne nous faites pas le reproche de n'apparaître que maintenant.

Il y a donc eu un avant, simplement nos travaux n'étaient pas connus. « C'est la faim qui fait sortir le loup du bois » : c'est votre faim qui nous rapproche. Mangez-nous si vous voulez mais laissez-nous le loisir de nous défendre du mieux que nous le pouvons. Nous n'avons pas attendu qu'on nous le conseille pour nous intéresser aux causes et à la nécessité des fantasmes. J'ai entendu que l'on nous posait la question : « Pourquoi vous, les anthropologues, ne vous intéressez-vous pas à la raison d'être des fantasmes que nous, médecins, rencontrons sur notre route ? » C'est ce que nous faisons ! C'est même au cœur de la problématique de l'anthropologie sociale, de l'anthropologie des représentations, que de comprendre ces origines fantasmatiques du mal, du malheur biologique. C'est même, si je puis dire, l'essentiel du travail conduit de nos jours sur les systèmes de représentations. Nous voulons parfaitement accompagner la mutation épistémologique.

Quelqu'un a proposé, d'intéressante façon, d'envisager une évolution des représentations des causes de la maladie parallèlement aux mutations épistémologiques dans la connaissance médicale, en remontant à Hippocrate et à différents modèles. Hippocrate voyait les causes de la maladie dans l'environnement et comme lui Gallien, Avicenne, Ambroise Paré. Ensuite vinrent les grands systèmes : d'abord Pasteur avec l'apparition causale des germes ; puis une forme d'épidémiologie sociale qui situe le mal au cœur des inégalités, de ces systèmes de pauvreté auxquels je faisais allusion tout à l'heure. Il est vrai que nous devons faire sa place à la mutation épistémologique, mais il y a un « mais » de grande ampleur car ces trois modèles explicatifs ne se sont pas remplacés mutuellement : ils sont toujours là, tous les trois ensemble. Pasteur n'a pas remplacé Hippocrate et l'épidémiologie n'a pas remplacé Pasteur dans les idées des gens. Se constituent ainsi des modèles mixtes d'interprétation, y compris dans nos sociétés occidentales dites développées car rationnelles, et qui combinent ces trois formes d'interprétation sous trois registres causaux dans lesquels on reconnaît les modèles explicatifs hippocratiques, pastoriens et épidémiologiques.

On répond toujours à la question du sens à donner à l'événement : pourquoi est-ce moi qui suis frappé et pourquoi est-ce par ce truchement-là ? Cela peut être la sanction divine : si je me trouve pour mon malheur dans un lieu où l'environnement miasmatique m'est fatal, c'est peut-être une punition de mes fautes ou des fautes d'un de mes parents. Cela peut être l'agression des autres, l'agression sorcière, la responsabilité de l'autre proche ou lointain, et le plus souvent lointain. Les Chinois ont attribué la variole, qui leur venait du sud, de l'Inde, aux Huns qu'ils détestaient et qui venaient du nord. De même, comme on l'a déjà signalé (cf. p. 66), aux îles Marshall quand, au début de ce siècle, la syphilis est apparue, on l'a attribuée, en premier à une sanction divine, bien sûr, mais aussi aux baleiniers américains. On savait bien que c'était avec les baleiniers américains qu'était apparue la syphilis mais ils représenteraient à la fois l'agression de l'autre et le vecteur de la sanction divine car, s'ils étaient apparus, ce n'était pas pour rien.

La troisième cause possible c'est celle de la faiblesse constitutive qui correspond en gros à l'épidémiologie. Cette faiblesse constitutive de l'individu est à l'opposé de la « force » dont certains sont pourvus, ce qui leur permet de résister victorieusement aux attaques, aux sanctions divines, peut-être, et au mal en général.

Il n'y a pas d'hostilité entre ces modèles épistémologiques : le modèle savant qui combine à la fois Hippocrate, Pasteur et l'épidémiologie, et le modèle de la causalité qui est le modèle des sociétés dites primitives (je résume : sanction, agression, faiblesse), pas plus qu'il n'y en a entre les trois registres de chacun : il n'y a pas d'hostilité entre Hippocrate, Pasteur et l'épidémiologie, comme il est tout à fait possible en esprit de combiner dans des modèles explicatifs locaux la sanction divine, l'agression et la faiblesse constitutive, comme Paul Farmer l'a montré en Haïti (cf. p. 77 s.).

Je dirai la même chose pour un certain nombre de notions que nous voyons utilisées un peu à tort et à travers et qui mériteraient d'être explicitées plus au fond. Car je les crois porteuses de grands dangers dans la communication avec la population tout entière.

Nous devons être toujours très vigilants sur les mots que nous utilisons. Je reviens à la possibilité d'utiliser de façon commutative les termes de contagion, contamination et transmission. Nous savons bien, quand nous utilisons ces mots-là, qu'ils n'ont pas le même sens. Quand on parle de sida, nous devrions nous interdire absolument de parler de contagion. Or tout le monde utilise ce terme, je l'ai entendu ici même. Le sida n'est pas une maladie contagieuse. Tant que l'on utilise le mot « contagion », on accrédite l'idée dans le public qu'il suffit d'être à côté d'un malade ou d'un séropositif, de respirer le même air que lui pour être atteint. Il y a donc une vigilance fondamentale qui doit être la nôtre de savoir que nous ne pouvons pas nous permettre, nous scientifiques, d'utiliser les mots sans nous soucier de ce qu'ils veulent dire exactement pour ceux qui les reçoivent : le mot « contagion » ne veut pas dire « transmission » sexuelle, il veut dire « si je serre la main à quelqu'un, je risque de l'attraper ; si je mange une orange épluchée par quelqu'un, je risque de l'attraper ; si je bois dans le même verre que quelqu'un, je risque de l'attraper ».

Revenons à cette demande qui nous vient du corps médical et des politiques à laquelle nous essayons de répondre avec nos pauvres moyens – pauvres non pas au sens conceptuel mais au sens économique du terme.

Nous n'avons pas toujours été les parents gâtés de la recherche, nous continuons de ne pas l'être. Nous venons avec nos pauvres moyens mais quand même avec nos outils conceptuels.

Seulement, nous avons aussi une exigence en retour : nous souhaitons y être à part entière. S'il y a une chose qui serait pour nous vraiment inadmissible, c'est de devoir apparaître comme des auxiliaires techniques. Je crains, malheureusement, que dans un certain nombre de cas, il y ait dans la demande qui nous est faite ce souci d'utiliser un savoir, mais d'en prendre, au choix, ce qui peut être utilisable ou ce que l'on en veut bien retenir. Je demande que nous soyons entendus à part entière avec la totalité des messages que nous avons à apporter et que l'on sache aussi que nous n'avons pas de recettes miracles à fournir, que nous ne venons pas à vous en disant « nous allons fournir la solution à votre problème ». Nous voulons bien travailler à part entière avec les médecins et les biologistes, pour essayer de trouver des solutions, ensemble, pour un problème que nous allons avoir à traiter pendant longtemps.

Au sujet des sciences sociales, je reviendrai très vite sur un certain nombre de problèmes comme celui de l'opposition du qualitatif et du quantitatif. Personnellement, je fais de l'anthropologie sociale. J'ai entendu demander que l'on précise ce que sont ces disciplines, qu'elles sont « vagues ». Elles ne sont pas vagues pour ceux qui les pratiquent de l'intérieur. On peut donner des définitions de la psychologie ou, dans le domaine qui est le nôtre, de l'ethnographie, de l'ethnologie, de l'anthropologie sociale, des sciences de type qualitatif. Ce n'est pas le but de cette synthèse. Il est vrai que – dans un domaine comme celui qui nous occupe ici – une sorte de mixte a tendance à s'instaurer : du qualitatif étayé par un petit peu de quantitatif. C'est normal, mais je crois cela un peu dangereux. Nous sommes une science qualitative ; à l'épidémiologie de faire son travail, à l'anthropologie de faire le sien. Nous devons nous prendre pour ce que nous sommes, c'est-à-dire une science du qualitatif. C'est un peu brutal mais il n'y a pas de raison de vouloir, pour nous adapter à ce problème particulier, changer et nos méthodes et notre définition. Notre apport, l'essence de notre apport, passe dans cette différence de regard et de méthode.

Il y a deux ou trois autres points que je voudrai retenir. Le point que je vais aborder me tient à cœur, en tant que présidente du Conseil national du sida : c'est la question de la levée du secret médical dans le cas de personnes infectées par le VIH, celle aussi du secret partagé et de la confidentialité. Nous l'avons beaucoup travaillée et, pour tout vous dire – je ne crois pas dévoiler d'ailleurs un secret officiel –, c'est une chose d'une suffisante importance pour que le président de la République française ait décidé il y a une quinzaine de jours de mettre sur pied un Comité de réflexion sur le secret médical afin de voir s'il faut le repenser, l'aménager. Le secret médical ne pose pas problème mais des problèmes sont posés à cause de l'épidémie du sida. Il y a eu beaucoup de débats sur cette question ici et il convient pour moi d'être très claire pour bien faire comprendre où se situe le fond du problème.

Quelqu'un a posé la question de savoir pourquoi l'annonce devrait être obligatoire et pourquoi il faut révéler, par exemple, sa séropositivité « à quelqu'un qui n'a rien demandé ». Je cite textuellement. Pour moi, c'est là où réside le problème : s'il n'a rien demandé, il n'y avait pas de test à lui faire. Dans la minute d'avant, la même personne était d'accord pour réprouver le test à l'insu. Mais si le patient ne l'a pas demandé, c'est que le test a été fait à son insu. On ne peut pas dire simultanément qu'il ne faut pas faire de test à l'insu et dire ensuite qu'il n'y a pas de nécessité à faire l'annonce à quelqu'un qui n'a rien demandé, car ce qui a été fait est un test à l'insu. Le point fondamental est qu'il ne peut y avoir de test à l'insu. Si quelqu'un n'a rien demandé, évidemment, le médecin a un problème, mais c'est *son* problème déontologique, ce n'est pas un problème de secret médical, c'est en conscience celui de quelqu'un qui a pratiqué le test à l'insu. Je ne dénie à personne le droit de ne pas savoir : quelqu'un qui ne veut pas savoir en a le droit, il a même le droit de passer un test et de ne pas venir chercher ses résultats. Il n'y a aucune raison de lui imposer de savoir, comme il n'y a aucune raison de lui imposer le test dans la mesure où l'imposition du test n'est pas une mesure de santé publique : c'est une mesure de santé individuelle. Le test n'est pas une mesure de santé publique parce que, on le sait, il faut le refaire régulièrement et il ne protège pas, par définition ; il permet de savoir, c'est tout. Il a une vérité individuelle pour soigner ou pour prévenir. Mais c'est vrai qu'il n'a pas véritablement de sens pour l'individu tant qu'il n'y a pas de suite qui importe à ses yeux. Il est important de demander aux individus qui ont des doutes sur leur état (ou quand le médecin a des doutes sur la santé d'un individu) de passer le test et d'arriver surtout à les convaincre, ensuite, de prévenir leurs partenaires sexuels. Mais il est évident que ce n'est pas l'affaire du médecin de prévenir ces derniers et encore moins de prévenir la famille, si le patient y est opposé et encore moins à son insu.

Là encore il y a quelque chose d'étonnant. J'ai entendu ici se poser la question, comme une chose allant de soi : « Doit-on prévenir l'entourage, la famille ? » Je peux admettre qu'on puisse se poser la question de savoir s'il est nécessaire de prévenir les partenaires sexuels qui risquent d'être contaminés. Mais peut-on me dire – en dehors du fantasme de la contamination aérienne, microbienne, qui relève d'autres modes de contamination – quel est l'intérêt d'avertir l'entourage professionnel, familial ou autre, si ce n'est comme une réponse rassurante à ces fantasmes que nous portons en nous ? Je crois véritablement à la nécessité du secret médical et de la confidentialité. Celle-ci est mise à mal, automatiquement, par une série de pratiques. Il suffit d'aller à la pharmacie demander du « Retrovir » pour que le pharmacien soit au courant. Il y a, de la même manière, les systèmes d'identification en usage dans les hôpitaux ou en prison. En France, comme ce sont les surveillants qui apportent l'AZT toutes les quatre heures aux malades (car on ne le donne pas à l'avance), il suffit de deux jours de présence dans une cellule pour que tout le monde sache qui est séropositif. Sans compter que ce sont souvent des détenus ou des surveillants qui jouent le rôle d'infirmiers ou de secrétaires médicaux, que le directeur de la prison a accès aux dossiers puisque les armoires ne sont pas fermées à clef. La confidentialité est mise à mal de façon certaine.

On peut poser le problème éthiquement pour les chercheurs en sciences sociales. À partir du moment où l'on a demandé, en toute connaissance de cause, à des groupes de séropositifs ou de malades connus par les médecins s'ils veulent bien participer à des enquêtes sur leur vécu, leur expérience de malades et s'ils l'acceptent, il s'en suit que le secret soit partagé avec des chercheurs devient possible si les individus ont donné un consentement libre et éclairé. On a pu dire qu'il suffisait de 35 minutes pour obtenir cela de n'importe quel individu de base. Il faut certainement plus de temps dans des conditions honorables et c'est très facile d'extorquer un consentement à quelqu'un qui ne comprend pas. Je crois qu'il faut prendre du temps pour expliquer mais lorsque les gens ont compris et qu'ils sont volontaires, ils le sont vraiment.

J'ai été frappée ainsi par le fait qu'à deux reprises dans des récits de travaux qui ont été menés, on a fait allusion à la réticence, aux inquiétudes ou à l'agressivité des enquêtés. Quand j'ai demandé « pourquoi ? », il est apparu qu'ils faisaient partie d'échantillons sans avoir donné leur consentement. On allait les voir (ce qui était aussi une manière de les désigner) mais ils n'étaient pas volontaires pour ce genre d'expériences, parfois même ils ignoraient leur statut de séropositivité. Quand le volontariat pour ce type d'expériences, c'est simplement l'obligation – comme au Congo – d'amener 5 donneurs de sang pour se faire soigner, il est bien évident que la liberté de choix n'est pas totale. Comment accepter comme éthique et allant de soi qu'un groupe dans son entier soit dépositaire du secret d'un tiers, secret que lui seul ne connaît pas ? Dans certains cas, c'est de cela qu'il s'agit : tout l'entourage sait, sauf la personne concernée. Il y a quelque chose qui me paraît éthiquement tout à fait condamnable. Sur ce point-là j'espère avoir fait comprendre la position du Conseil national du sida en France.

Le deuxième point que je voulais aborder concerne deux grands sujets absents de ces trois journées qui me paraissent fondamentaux pour l'avenir. Le premier, c'est l'éducation. On a beaucoup parlé de prévention. La prévention, c'est le préservatif et comment savoir s'en servir. Il y a d'autres possibilités ordinaires de prévention dont on ne parle pas. Je pense à la javellisation d'instruments par exemple : je ne sais pas si ce sont des méthodes très faciles elles ne sont pas vraiment connues, mais on n'en a pas parlé ici. Pour la prévention, on s'en est tenu à la prévention d'ordre sexuel et au préservatif (comment savoir s'en servir et comment apprendre aux gens à l'utiliser). Mais il faut aussi faire en sorte qu'ils l'admettent dans leurs rapports amoureux. Nous connaissons en France, en Afrique et ailleurs, les réticences des jeunes à utiliser le préservatif dans leurs rapports amoureux, tant pour des raisons affectives : la crainte de détruire la confiance, l'amour, le plaisir partagé que pour des raisons pratiques.

À côté de cette éducation à la prévention, notamment par l'usage concret du préservatif – car il faut bien parer au plus pressé : éviter des contaminations –, il faut également prévoir deux autres types d'éducation nécessaires : l'une, concrète également, consiste à faire connaître largement les moyens techniques d'éliminer le virus, par chauffage, mais aussi par usage d'eau de Javel, dans les opérations de nettoyage d'objets, linges ou locaux souillés de sang où de possibles contaminations pourraient avoir lieu en présence de plaies vives. L'autre plus générale, mais nécessaire si l'on désire fermement que les individus sachent se prendre en charge à l'âge adulte, c'est une éducation qui doit se faire dès les petites classes, éducation civique, éthique, comportementale, hygiéniste, biologique, sexuelle, afin de préparer du mieux possible l'avenir. Ce sont les petits enfants d'aujourd'hui, ceux qui entreront dans une dizaine d'années dans l'activité sexuelle, qu'il nous faut toucher aujourd'hui.

Le troisième point, qui m'a paru être absent, est le souci de vigilance. Nous nous bornons à des constats, à des observations, ce qui est de bonne règle dans les réunions scientifiques. Dans le domaine du sida, il faut quelque chose de plus, que j'appelle une vigilance permanente, qui doit s'exercer d'abord sur soi-même, et ensuite sur l'environnement. Les mots que l'on utilise ne sont pas innocents : parler de « victimes » implique que d'autres sont responsables, parler de « victimes innocentes » implique que d'autres sont coupables, parler de « contagion » implique la représentation d'une contamination par contact physique ou simple coprésence dans un même lieu, alors que le VIH se transmet uniquement par les rapports sexuels, le sang ou verticalement (transmission materno-fœtale). Nos réactions spontanées ne sont pas innocentes. Les stratégies de prévention peuvent avoir des effets pervers. Et la combinaison de tous ces facteurs entraîne des soucis sécuritaires qui visent à l'identification la plus pleine et entière possible des personnes atteintes afin, pour certains, certes, de les soigner mais, pour beaucoup, de les exclure.

Le sida, révélateur social, nous contraint à nous poser, partout, la double question du rapport individu/société, ou si l'on préfère : droits de l'homme/santé publique, et, recoupant celle-ci, la question de savoir comment il convient de s'y prendre pour juguler l'épidémie : faut-il contraindre ou convaincre ? Il est clair que la contrainte privilégie le souci de santé publique, comme la nécessité d'abord de convaincre privilégie le respect des droits de l'individu. Soulignons que toutes les entreprises politiquement répressives, fondées sur d'autres bases que celles de la santé publique, ont en commun le refus de reconnaître l'autre comme soi, ou le refus de se reconnaître dans l'autre. Il faut nier au préalable sa qualité d'homme à celui qui est en face de soi pour pouvoir librement lui nuire. C'est un discours qui ne relève jamais de la raison mais du fantasme. Il me semble qu'en termes de santé publique comme de respect des droits de l'homme, il est de notre devoir, de notre responsabilité, de notre vigilance, d'œuvrer pour être toujours du côté de la raison.

À L'AMI QUI NE M'A PAS SAUVÉ LA VIE

« Information et sida ». Que dire sur ce sujet qu'on ne sache déjà ? Il ne s'agit pas d'établir un bilan purement négatif, de présenter des plaintes ou des doléances, mais d'arriver à faire circuler des idées simples pour aboutir, si possible, non à une « charte » ou à un « code de bonne conduite » accepté par l'ensemble de la profession journalistique comme émanant d'elle, mais aux contours des réflexions qu'un tel document pourrait contenir. De quelles idées simples s'agit-il ? Nous connaissons tous le pouvoir colossal des images télévisuelles, plus encore que de la presse écrite ou parlée. Autrefois, était vrai ce qu'on avait lu dans le journal. Aujourd'hui, une chose est vraie parce qu'on l'a vue et entendue à la télévision, avec la force conjointe d'images sélectionnées (selon un projet qui correspond au sens que l'on veut donner à l'image), de paroles, d'intonations, porteuses également de sens même s'il n'est pas toujours explicite, et puis de la force qui émane du messager lui-même, le plus souvent quelqu'un dont le visage vous est familier, auquel on est habitué, introduit par nous-mêmes dans nos foyers, et à qui l'on fait, pour cette raison, confiance.

Une anecdote significative : du temps où Bernard Pivot faisait encore *Apostrophes* et où Hervé Guibert était encore en vie, je suivais cette émission avec le plus vif intérêt. Vivacité, honnêteté, réel travail de lecture, discussions serrées et, pour le téléspectateur, séduction et confiance. Hervé Guibert vint parler de son livre *À l'ami qui ne m'a pas sauvé la vie* [2] et raconta un épisode où, au restaurant, apprenant qu'il a été abusé, il pense à se venger en versant un peu de son sang dans le verre de vin que son ami a laissé sur la table. Il ne le fait pas. Et Bernard Pivot de s'écrier : « Je vous ai trouvé bien généreux. À votre place je l'aurais fait ! » rappelant le commentaire d'une correctrice de la maison d'édition disant la même chose : il fallait le faire pour lui transmettre le mal. Il y avait sur le plateau d'éminents biologistes et médecins. Aucun ne prit la parole pour dire immédiatement que, en dehors de circonstances peut-être vraiment exceptionnelles, il n'est pas possible de transmettre le VIH par la voie alimentaire. Et voilà trois à quatre millions de téléspectateurs, absolument convaincus, sans avoir même à y penser de façon claire, rationnelle, de la véracité d'une information fausse.

D'où, première idée simple : la vigilance est nécessaire sur toute information brute que l'on véhicule, quels que soient le sujet, le public, le moment. Cette vigilance doit être extrême sur des sujets aussi durs et sensibles. Elle est difficile à soutenir. Rappelons-nous la présence de médecins et de biologistes sur le plateau, qui ne réagissent pas. Défaut de vigilance certes, mais aussi apparition à ce niveau de quelque chose d'autre, d'ordre fantasmatique, contre quoi il nous faut tous lutter. Car les scientifiques, les médecins, les journalistes et nous tous, si nous n'avons en tête l'idée de cette nécessaire vigilance qui devrait devenir une seconde nature, nous devons savoir que nous ne sommes pas, par nos compétences particulières, plus protégés du fantasme et de l'erreur que le commun des mortels. On croit faire œuvre scientifique, mais l'angle de vue est déjà souvent une pétition de principe.

---

2. H. Guibert, *À l'ami qui ne m'a pas sauvé la vie*, Paris, Gallimard, 1990.

La vigilance, ce n'est pas seulement veiller à ce que l'on dit et aux mots pour le dire, ce n'est pas seulement cette prise de conscience intime nécessaire de nos fantasmes et de nos peurs, c'est aussi, plus crûment, le contrôle de la mise en scène de cette information. Dramatisation, grands spectacles et grandes soirées, meneurs de jeu et de débats qui ont préétabli ce qui devait être dit, qui contrôlent les temps et les paroles et ne laissent pas s'exprimer les invités non complaisants, tout cela n'est pas de l'information bien entendue, mais de l'information-spectacle, qui vise à frapper les cœurs et les imaginations, non à faire réfléchir. Nous en avons trop d'exemples actuellement sous les yeux pour qu'il soit nécessaire d'en dire plus.

Est-ce donc si difficile d'arriver à cela, qui est pour moi à la base du contrat moral qui lie le journaliste à son public ? On dit couramment que tous les coups sont permis pour se procurer l'information parce que le téléspectateur ou l'auditeur y a droit. Remarquez qu'on ne parle jamais du citoyen. Le choix des mots désigne déjà une logique de compétition commerciale où les personnes sont des enjeux. Mais, dans ce contrat, qui nous a jamais demandé quelles sont nos exigences ? Au droit d'informer du journaliste correspond celui du public d'être bien informé, de façon ni sectaire, ni partiale, ni fausse, involontairement – par défaut de vérification des sources – ou volontairement – par trucage délibéré des images ou travestissement du commentaire appliqué aux images.

S'il faut un code de bonne conduite, il faut qu'il comprenne les exigences des individus-citoyens (pas de la masse obscure de téléspectateurs à qui l'on fait penser, par le simple commentaire des taux d'écoute, n'importe quoi). Prendre en considération les exigences du partenaire, cet individu anonyme qui a de plus en plus tendance à vouloir quitter l'anonymat, à vouloir s'emparer des outils de plaisir et de jouissance qu'on lui propose au travers des émissions transformées en conversations et affrontements publics. Nul ne peut le lui reprocher. Mais, au lieu de jouer aux apprentis sorciers, il faudrait comprendre le sens ludique (ou non) de ces empressements et apprendre aux participants à jouer de l'instrument à l'usage duquel ils sont conviés, dans une illusoire convivialité et un formidable mépris.

Au long de ces trois années et demie de travail, si de nombreux avis ont été rendus, l'un est cependant resté en suspens : celui sur la déontologie de l'information en matière de sida, sur une saisine faite dès le début par le ministère de la Santé. Pourquoi tardons-nous tellement à rendre un rapport et un avis ? Parce que c'est un sujet qu'il n'est pas possible de bien cerner, d'envisager sous toutes ses faces. Par quel bout le prendre ? Nous avons procédé à de nombreuses auditions sur la pratique du journaliste, selon les différents types de support, sur les politiques éditoriales en matière de montage et de campagnes ciblées, continuées ou abandonnées. Où se situe la responsabilité de chacun dans le grossissement abusif des faits, dans la montée en épingle d'un événement, le plus émouvant possible, dans l'utilisation déviée d'une information vraie ? Que penser, aussi, du présentateur qui annonce froidement et sincèrement qu'on est à deux doigts de trouver le vaccin ou le remède miracle, parce qu'un communiqué d'un laboratoire de recherche a fait connaître une découverte, importante pour les chercheurs dans le processus de la recherche, mais minime pour le parcours qui reste à accomplir ? Ce n'est pas une tromperie délibérée, je l'espère du moins, c'est une erreur sur le sens à accorder aux faits, mais cette erreur de jugement, dans l'appropriation et la restitution des faits, est ce qui cause peut-être le plus de mal, en habituant l'opinion à croire qu'on est proche du succès, en donnant de l'espoir à tous ceux qui seront plus désespérés le lendemain que la veille lorsqu'ils apprendront, par des bouches autorisées, qu'on leur a « menti », en contribuant à inscrire dans la surface molle de nos esprits qu'il n'y a pas de vraie inquiétude à avoir : le VIH est là, certes, mais « on » nous protège – l'État, la responsabilité collective des gens de pouvoir et de savoir – et qu'il n'est donc pas nécessaire de s'en préoccuper plus avant, en modifiant par exemple nos comportements personnels.

Au CNS, nous n'avons pu trouver ce lieu de décision et de responsabilité évanescent à travers les auditions que nous avons faites. Nous l'avons cherché par d'autres moyens, en montant des enquêtes scientifiques partielles menées par des étudiants engagés sur contrat, même si nous n'avons pas les moyens adéquats ni les budgets pour le faire au long cours. Par exemple, sur le contenu des articles spécifiques sur le sida parus dans la littérature dite populaire : celle qui entre dans tous les foyers, journaux confessionnels, presse féminine, presse de santé, etc. Contrairement à bien des idées reçues, ce ne sont pas ces journaux qui véhiculent la plus mauvaise information ni la plus sensationnaliste. Bien des raisons pourraient être avancées à cela : les femmes seraient plus responsables, la crainte serait plus grande devant l'erreur de compréhension de matériaux représentés comme scientifiques et donc le respect plus grand dans la transmission.

D'autres études sont en cours. Nous nous sommes attachés à comprendre les modalités de la préparation d'une émission, d'une séquence, d'un montage. Un groupe de membres du Conseil visionne régulièrement des cassettes en essayant de décrypter et d'analyser les virtuosités (ce que d'aucuns appelleraient les manipulations) du montage de l'information. Le choix, l'ordre, la longueur, les coupes opérées, les liaisons : tout fait sens, et tout bon technicien le sait. À côté des professionnels, il y a les sémiologues, qui savent débusquer les techniques habituelles mais aussi les stratagèmes.

Nous avons une équipe au travail sur cette étude, de même que deux autres contrats, dont l'un encore à l'état de projet, sur l'analyse de la couverture par la presse d'un dossier particulier, fertile en rebondissements, suspens et révélations nouvelles, sans compter les exploitations de type politique qui en sont faites. Il s'agit bien sûr du dossier de la contamination par le sang. Enfin, un projet sur ce que nous appelons des cas isolés de dérapage (au sens où ils n'ont pas eu les honneurs de la presse plus de quinze jours). Des inflammations subites avec retour de flammes et extinction des feux, mais, alors même que le public oublieux a déjà été lancé sur d'autres sujets de scandale ou de préoccupation, une trace est restée, indélébile, d'une impression sans souvenir précis. Et ces séries de traces fugaces, qui vont le plus souvent dans le même sens, celui de la peur, conduisent à des images et à des comportements violents qui ne peuvent être marqués du sceau de ces valeurs, dont nous nous persuadons qu'elles existent et qu'elles sont admises par tous, que nous appelons solidarité, responsabilité.

La recherche du sensationnel vise à faire naître des sentiments complexes de peur et de haine envers l'agent supposé de la peur. Dans la charte de bonne conduite, c'est là un des points essentiels qu'il conviendrait de développer. Le journaliste n'a pas à faire peur, il informe et éduque. Encore une idée simple. Il n'a pas à exprimer ses opinions personnelles et ses fantasmes : il a à dire tout simplement les faits.

Le sida a un unique sens : c'est une chose grave, que des gens vivent au quotidien, dans des conditions affreuses. La peur induite des autres les conduit, ces autres qui se veulent sains, à vouloir trouver dans la loi des moyens de se protéger. Ainsi voyons-nous toujours surgir, là aussi porté par l'ignorance des enjeux réels, le fantasme du dépistage obligatoire. Or la loi est tout sauf éthiquement fondée. Il y a même un formidable déficit de fondements éthiques dans le domaine juridique. Les arguties sont rarement fondées sur des jugements moraux, mais sur des points compliqués de droit, dans des débats d'une grande subtilité, mais d'où toute morale est absente. Que nous faut-il faire ? Comment trouver ce sens éthique qui serait commun aux scientifiques, aux journalistes, à tous les publics, y compris celui des personnes vivant avec le VIH ? Quelles valeurs nouvelles insuffler ? Dans la dérision généralisée qui est celle des années actuelles, il est peut-être vrai que des notions fondamentales comme solidarité, fraternité, responsabilité de ses actes ont cessé d'avoir un véritable sens. Mais il y a d'autres leviers, que l'on voit se mettre en place dans les nouvelles générations, qui recommencent à accorder du crédit à des mots tombés quelque peu en discrédit : l'amour, l'honneur, la patience, la confiance, si j'en juge par les titres d'une nouvelle collection lancée par les éditions Autrement[3]. Ne soyons pas utopistes. Il ne s'agit pas de lancer un nouveau « Aimez-vous les uns les autres », mais de savoir repérer dans un monde qui change ces nouveaux ancrages ou nouvelles valeurs qui peuvent être communs ou constituer un langage partagé entre toutes les communautés, langage susceptible d'être entendu par tous et qui ne serait jamais celui de la peur.

Peut-être que justement certains mots font peur, car ils impliquent un travail sur soi, une prise de conscience, un effort, un coût : solidarité et responsabilité sont de ceux-là. Mais confiance, patience, honneur, amour ne font pas peur et peuvent être entendus et compris. Ceux-là sont déjà repérés. Nous pouvons en trouver d'autres sur lesquels bâtir un consensus.

Un mot encore. Pourquoi l'information devrait-elle être laissée soit au « scientifique », soit au journaliste qui la broie et la transmet ? Il m'est venu une idée dont j'ai fait part récemment au ministre de l'Éducation nationale et de la Culture. Dans la procédure de formation et d'information sur le sida qui se ferait dans les établissements scolaires, on

---

3. Les éditions Autrement, créées en 1975 par Henry Dougier, se sont donné comme objectif de « déchiffrer les changements dans les valeurs, les comportements, les recherches et créations de nos contemporains ; provoquer des rencontres et débats d'idées ; s'ouvrir à la culture des "autres" dans le monde ». Huit collections d'ouvrages thématiques et collectifs structurent leur programme éditorial : « Mutations », « Monde », « France », « Mémoires », « Morales », « Sciences et société », « Atlas », « Mutations-poche ».

envisage de former les personnels enseignants, administratifs et techniques, ainsi que les élèves, au moyen de conférences, de stages, d'ateliers, de mise en place de distributeurs de préservatifs, etc.

Or il y a un tiers absent : le monde des parents. C'est-à-dire celui de monsieur Tout-le-Monde, de vous, de moi, du public télévisuel. Pourquoi ne pourrions-nous bénéficier de dix minutes par quinzaine, peut-être, pour une émission régulière d'information, à destination de tous, qui consisterait en un face-à-face avec le public, sans journaliste, sans présentateur, sans public sur un plateau, sans travellings ni grands mouvements de caméra, avec parfois un invité pour mener une discussion instructive ? Dans ce face-à-face en langage simple et direct, on n'aurait pas peur de revenir sans cesse sur des questions essentielles touchant par exemple à la transmission, ne serait-ce que pour libérer de la peur et de l'angoisse et on répondrait systématiquement aux questions écrites qui pourraient être envoyées. Il faut un certain charisme, c'est évident. Mais je suis sûre que c'est de cette information stable, régulière, sereine, sans intermédiaire que, sur un tel sujet, nous avons tous besoin.

Que deviendrait le rôle du journaliste alors ? À nous tous d'y réfléchir. À l'heure où les individus participent directement et sont les héros de multiples émissions de radio et de télévision, n'est-il pas normal que les « publics » veuillent s'adresser directement les uns aux autres, sans le truchement des journalistes-présentateurs ? Et n'est-ce pas la conséquence d'une évolution sensible en matière de traitement de l'information qui a été voulue par les gens de métier ? C'est ce nouveau traitement de l'information qu'il faudra collectivement formaliser.

DU CÔTÉ DES ENFANTS

La maladie des enfants, la maladie grave, celle qui n'est pas qualifiée d'infantile et qui peut mener à la mort, est toujours ressentie comme une injustice profonde : injustice pour les parents qui donnent la vie et ne peuvent admettre que cette vie puisse être compromise, injustice pour l'enfant, cet « innocent » qui n'aura peut-être pas le temps de connaître une existence normale et qui risque de souffrir. La qualification de l'enfant comme innocent n'est pas « innocente » : l'enfant l'est parce qu'il n'a rien commis, pas même de ces excès jugés néfastes pour l'adulte, qui puisse le rendre responsable des maux dont il souffre ; il l'est aussi parce qu'il ne sait rien de ce qui lui arrive, et qu'il ne peut même pas comprendre pourquoi le mal dont il souffre est injuste aux yeux de son entourage, puisque ce mal est partie intégrante de sa vie.

Mais il y a une injustice que l'enfant, l'adolescent, son entourage ressentent fortement. C'est celle de l'exclusion. La mise à l'écart des jeux, des activités collectives, des sports, des colonies de vacances ; la place à part sur les bancs de l'école, les objets réservés à son usage singulier ; l'absence d'invitations lors de ces goûters enfantins dont tous les enfants raffolent, tout cela est vécu comme une injustice profonde.

Il convient de bien préciser les choses. C'est une injustice certes, pour les raisons susdites : mais quelle maladie est juste ? À quel âge peut-elle être justifiée et admise par les intéressés comme par leur entourage ? Pour quel mode de vie ? Ici l'injustice tient à quelque chose d'autre aussi, de plus profond. Elle tient à ce qu'il s'agit d'une réaction primale – pour ne pas dire primaire ou primitive, adjectifs qui risquent d'être mal compris. Primale parce qu'elle vient d'un ensemble confus de représentations autour des humeurs du corps, de peurs et de jugements moraux, représentations jamais explicitées, mais qui doivent être élucidées et être dites. Les réactions n'ont rien à voir avec la vérité des choses.

Néanmoins, les parents ont peur et ils communiquent leurs peurs aux enfants. Les personnels scolaires aussi peuvent avoir peur, pas nécessairement pour eux-mêmes, mais pour les enfants et cet enfant-là dont ils ont la charge. Il ne faut certes pas croire qu'une argumentation rationnelle, sensée, sensible, suffise à éliminer d'un seul coup les représentations fantasmatiques, à effacer les données erronées répandues souvent par la presse audiovisuelle et parfois écrite, ces nouveaux instruments de la croyance. Mais, malgré tout, l'information juste finit par être comprise, admise, quotidienne. Elle permet au moins à tous ceux qui en disposent d'être vigilants par rapport à leurs propres réactions.

C'est pour cela qu'il est si important que le document sur l'accueil et la prise en charge scolaire des enfants et des adolescents porteurs du VIH, doublé s'il pouvait l'être par une saine information donnée aux enfants eux-mêmes, soit largement diffusé. Il va dans le bon sens. Informant les personnes adultes, il informera par effet direct les enfants, et par contrecoup les parents. Nul besoin d'un optimisme de commande. Bien d'autres opérations sont nécessaires mais toutes doivent converger devant ce seul but : nous devons tous lutter avec « ceux qui vivent avec le VIH », enfants et adultes. Ils vivent tous la même injustice au quotidien, dans leur corps ou celui de leurs proches, dans leurs rapports avec les autres.

L'éthique n'est sans doute pas définissable uniquement comme la compréhension que chacun peut avoir, sur le morceau de planète où il vit maintenant, de ce qui est considéré comme bien ou mal. Pourtant, il est fondamentalement mal, non éthique, de ne pas reconnaître dans l'autre sa propre image. C'est cela le fondement de l'exclusion. Et il peut arriver qu'une exclusion soit vécue un jour par ceux-là même qui ne se reconnaissent pas dans les autres, cèdent au besoin impulsif et infondé de protection et réclament pour cela le droit de reconnaître le statut sérologique de l'autre.

Sachons expliquer pourquoi ces peurs sont inutiles. Sachons convaincre. Sachons que la solidarité est éthiquement, mais aussi logiquement fondée et qu'elle est nécessaire dès qu'on en connaît bien le principe et le ressort. L'autre, c'est moi en puissance.

CHAPITRE V

ENTRETIENS ET DÉBATS

PRÉVENTION ET MENTALITÉS

Françoise Brisset-Vigneau : Le Conseil national du sida (CNS) a pour mission de donner son avis sur l'ensemble des problèmes posés à la société par le sida et de faire au gouvernement toute proposition utile, notamment en matière d'information, d'éducation pour la santé et de prévention. Les personnalités qui composent le CNS sont au nombre de vingt-trois ; elles sont désignées en raison de leur compétence (pour certaines d'entre elles de leur appartenance philosophique ou religieuse), par le président de la République, les présidents des assemblées, le Premier ministre et le ministre de la Santé, ou désignées par différentes instances (Conseil de l'ordre des médecins, UNAF, Commission des droits de l'homme, CNIL, Comité national d'éthique, etc.). Le président de ce Conseil – actuellement madame Françoise Héritier, professeure au Collège de France – est nommé par le président de la République pour quatre ans. À l'issue d'une première année de fonctionnement, le Conseil national du sida a rendu trois avis : l'un est une prise de position sur la sixième conférence internationale de San Francisco, l'autre concerne les assurances, et le troisième s'intéresse au projet de loi contre les discriminations. Sur ces avis, sur le fonctionnement du CNS lui-même et sur le sida, nous avons interrogé la présidente du CNS Françoise Héritier, professeure au Collège de France. Vous avez rendu un avis « recommandant » aux assureurs de ne pas exiger de tests de dépistage de la séropositivité. Quelle a été la réaction des assureurs ?

Françoise Héritier : Il n'y a pas eu de réaction exprimée directement au Conseil, si nous avons eu quelques échos par voie de presse. À vrai dire, les compagnies d'assurances ne pouvaient pas être très surprises du contenu de notre avis, compte tenu des auditions auxquelles leurs représentants ont été conviés et des débats qui ont eu lieu alors. Par ailleurs, et même si elles sont en désaccord avec les propositions contenues dans l'avis, elles ne peuvent que reconnaître que nous nous exprimons le plus sérieusement possible, dans l'intérêt des deux parties. Il est évident que les compagnies s'inscrivent dans une logique de marché. Nul, et le Conseil national du sida non plus, ne leur demande de se substituer à la solidarité nationale.

Nous leur demandons seulement de ne pas faire du sida le prototype d'une menace majeure pour leur équilibre financier et de ne pas, sous ce couvert, faire courir des risques graves aux libertés essentielles de l'individu. En fait, le sida représente un risque « mineur », pour l'assurance, si on le compare, en coût, aux autres risques assurés. Il n'y a pas péril en la demeure. En revanche, les tests de dépistage et les questionnaires constituent une véritable intrusion dans la vie privée, notamment ceux qui par des voies le plus souvent détournées, mais aussi par des questionnements explicites sur le mode de vie ou la sexualité, cherchent à cibler les contours de populations considérées comme « à risques » pour l'assureur. Sur le plan des principes, ces questionnaires ne sont pas acceptables, non plus que le test de dépistage imposé.

F. B.-V. : *Quels sont-ils ces questionnaires ?*

F. H. : Ce sont les questionnaires que remplissent les candidats à l'assurance sur la vie notamment. Mais il s'agit aussi de ceux que doit remplir tout demandeur de crédit bancaire, crédit couvert par assurance. Naturellement, ils ne concernent pas uniquement la séropositivité ou le sida. Pour bien des problèmes de santé, il peut y avoir refus ou acceptation moyennant surprime. Mais pour ce qui est du sida avéré ou de la séropositivité, la revendication du droit de refus (et la recherche corollaire d'une détection préventive) repose sur un postulat et la conviction que tout séropositif développera un jour un sida avéré (ce que nul ne peut affirmer) ; et que lorsque le sida est déclaré, l'aléa, qui est à la base de toute assurance, n'existe plus, puisqu'il n'existe pas de traitement curatif (ce qui est vrai pour le moment). Un deuxième postulat est que séropositifs et malades chercheraient par tous les moyens à s'assurer pour de grosses sommes. C'est pour pallier ce risque, en prenant les devants en quelque sorte, que les questionnaires visent à découvrir dans les tranches d'âge les plus exposées les personnes ayant des caractéristiques de vie qui font présumer qu'elles présentent un risque.

Tout cela pose de sérieux problèmes. L'un concerne la confidentialité sur des données très intimes. Les questionnaires médicaux vont aux médecins des compagnies, qui ne sont pas soupçonnés de rompre le secret médical. Mais si l'on regarde en amont, bien des questionnaires pour l'obtention d'un prêt sont remis directement aux agents des banques, qui parfois demandent des certificats ou attestations. Est-il normal que des informations sur l'état de santé des gens soient communiquées à des personnes qui n'ont pas vocation à en connaître ?

Il est nécessaire d'attirer l'attention sur un deuxième point. Celui qui se voit refuser un prêt ou une assurance sur la vie parce qu'il est séropositif ou soupçonné de pouvoir le devenir, se voit du même coup privé de l'exercice de droits élémentaires, comme l'accès au logement, à l'installation professionnelle, à l'achat d'une voiture, etc. Or rappelons-le, la séropositivité n'est pas la maladie et l'aléa existe. C'est aussi la raison pour laquelle nous estimons que les assurances ne peuvent exiger des tests de dépistage. Toutefois, nous proposons un moratoire de deux ans au terme duquel nous reconsidérerons notre position en fonction des données épidémiologiques et économiques. Pour le moment, on pense qu'on observera une diminution dans l'expansion de la contamination.

Cela dit, pour en revenir aux questionnaires et au fichier des risques aggravés, le problème qu'ils soulèvent (confidentialité, accès aux données, etc.) dépasse le cas du sida.

F. B.-V. : *Quelle est la valeur de vos avis ou recommandations ?*

F. H. : Ce sont des avis purement consultatifs. Mais si la demande émane officiellement du Premier ministre ou du ministère de la Solidarité comme c'est le cas pour les assurances, il est difficile de ne pas en tenir compte.

F. B.-V. : *Qui peut vous saisir ?*

F. H. : Le CNS peut être saisi par le président de l'Assemblée nationale et celui du Sénat, par un membre du gouvernement ou le président de l'Agence nationale de lutte contre le sida, mais surtout nous pouvons nous saisir nous-mêmes. De nombreuses personnes nous écrivent, des associations aussi. Elles ne peuvent nous saisir, mais attirent, ce faisant, notre attention sur certains points et nous pouvons décider alors de nous saisir ou pas. Pour la loi relative à la protection des malades et des handicapés contre toute discrimination, il s'agissait d'une saisine officielle, mais nous nous sommes saisis nous-mêmes pour la question du Congrès de San Francisco.

F. B.-V. : *Pensez-vous qu'il y a eu une évolution des mentalités dans la société française sur le sida ?*

F. H. : Pour pouvoir vous répondre, il faudrait avoir une idée précise de ce que les Français pensaient dans les premières années de l'apparition du mal et de ce qu'ils pensent actuellement. On manque d'informations, à l'exception de bonnes analyses récentes de la presse écrite (parues dans les *Annales*). Est-ce là un bon révélateur de l'ensemble de la société ? Je ne sais. On peut dire cependant que la France se caractérise par une remarquable ouverture. On peut se poser néanmoins la question de savoir si cette ouverture ne tient pas à une certaine ignorance. La plupart des gens n'ont pas vraiment pris conscience que la transmission est hétérosexuelle. Et la majorité de la population ne connaît pas de malades dans son entourage. Mais dans la décennie qui vient, des séropositifs anciens vont développer la maladie. Cette progression des cas de sida avéré risque d'effrayer, comme s'il s'agissait d'une recrudescence du mal, alors qu'il s'agira de contaminations anciennes, contractées souvent à une période où la maladie n'était pas identifiée, ni connus *a fortiori* ses modes de transmission. En France, le message selon lequel le mal touche aussi les hétérosexuels et les enfants passe de mieux en mieux, si ce n'est pas encore le message dominant, car bien des gens pensent encore en termes de « groupes » à risques et non de « comportements » à risques. Ils peuvent se croire par là même protégés.

F. B.-V. : *Est-ce que cela entraîne un changement de comportement ?*

F. H. : On ne le sait pas vraiment. Dans certains pays et dans des groupes très concernés tels les toxicomanes, on observe des changements de comportement. C'est le cas en Hollande, notamment avec la substitution des seringues organisée officiellement dans les rues. On a pu constater non seulement une baisse sensible de la transmission du

VIH, mais aussi, paradoxalement en apparence, une baisse légère de l'emprise de la toxicomanie. La vraie protection, en dehors de l'abstinence, passe par le préservatif. Mais son image, dans notre société, reste liée aux rapports interdits et à la prostitution. Les choses seraient différentes si cet usage avait toujours été considéré comme normal. Mais pour certaines générations, le préservatif a une connotation grivoise dont il faut se débarrasser. Quant aux jeunes, ils ont tendance à le refuser comme antithétique à la confiance que suppose l'amour. Une bonne partie des messages d'ailleurs vise à transformer cette vision (« Il tue tout, sauf l'amour »).

F. B.-V. : Ne pensez-vous pas que les jeunes ont changé dans leur comportement amoureux notamment, en vivant davantage en couple ?

F. H. : C'est exact. On le constate aux États-Unis. Les jeunes vivent en couple avec l'idée que lorsqu'on connaît la personne avec laquelle on vit et qu'on a confiance en elle, on ne court aucun risque, que le danger ne peut venir de quelqu'un que l'on aime. C'est une attitude dangereuse : mais les jeunes ont besoin de cette ouverture à l'autre, de vivre une relation dénuée de méfiance. Aux États-Unis se développe un comportement à base de rapports centrés sur la tendresse, sans qu'il y ait nécessairement de pénétration physique. Cette « mode » viendra sans doute en Europe.

F. B-V. : Que pensez-vous des campagnes publicitaires sur le sida ?

F. H. : J'associerai, si vous le voulez bien, information dans la presse et campagnes d'information tous médias sur le sida. En règle générale, je pense qu'il ne convient pas de dresser un tableau apocalyptique de la situation. L'épidémie est grave dans certaines régions (Île-de-France, région méditerranéenne) et dans certains milieux, mais il y a toutefois des départements où très peu de cas de sida avéré, sinon aucun, ont été recensés. D'où l'importance de l'information et d'une information correcte. Les choses doivent être dites, mais selon une certaine éthique. Nul n'a le droit de dire n'importe quoi, n'importe comment, surtout à la télévision, que toutes les couches de la population, j'entends tous les âges, regardent. L'information devrait être vraie, *id est* vérifiée, réelle, pondérée, exprimée avec mesure. Mais dans certains cas, où il s'agit d'ailleurs moins d'information que d'émissions à thème, de débats organisés, le goût du scoop, du sensationnel est tel, pour des personnes que je ne qualifierai pas de journalistes, que cela les amène non seulement à bafouer le réel droit à l'information, mais aussi le simple droit des gens. Que veut dire d'ailleurs le terme « droit à l'information » ? Trop souvent il me semble que l'expression s'entend à contresens comme le droit pour d'aucuns de lancer n'importe quel message. S'il s'agit du droit des gens de savoir, c'est un droit réel mais qui suppose que l'information est juste et exposée de manière à ne pas faire de mal. Le public est composé de personnes dont certaines se reconnaissent ou reconnaissent leur destin dans ce qu'elles entendent dans ces émissions. Est-ce respecter leur droit à l'information que de leur asséner sans préparation des contre-vérités ? Il faut donc savoir comment dire les choses, quand les dire, à quel public on s'adresse. Et surtout toujours vérifier ses sources. Il conviendrait de travailler avec des personnes concernées, journalistes, directeurs de journaux, psychologues, sociologues, sur la définition de ce droit à l'information, sur les effets de l'information sur le public, sur l'éthique de l'information. C'est ce que nous faisons actuellement au Conseil.

Quant aux campagnes de l'Agence française de lutte contre le sida (AFLS), elles s'efforcent pour le moment, enquêtes à l'appui, de trouver le ton, le message justes, d'adapter ces messages à divers publics. Un message bien fait doit informer, faire comprendre les processus de contamination et ce qui est en cause en termes de santé individuelle et publique, et donc responsabiliser les individus : nous sommes responsables de nous comme de ceux qui nous entourent. Ces deux aspects ne peuvent être dissociés : pour me protéger, je protège autrui.

Anne Guérin : *Françoise Héritier, vous êtes aussi une spécialiste des cultures africaine. J'ai une première question à vous poser. Une africaine se sachant infectée par le HIV peut-elle accepter un avortement ?*

Françoise Héritier : Comment le pourrait-elle, surtout s'agissant du premier enfant ? Il est sa chance d'exister. En Afrique, une femme n'est vraiment femme que lorsqu'elle devient mère. À une femme mûre qui n'a jamais été enceinte, fréquemment on ne donne même pas le nom de femme, on la désigne comme une jeune fille, même si elle est mariée. La séropositivité, qui n'est pas la maladie, est quelque chose de difficile à comprendre.

Si une femme africaine est déjà malade avérée, elle pourrait accepter d'avorter, car elle craindrait de ne pouvoir élever l'enfant. On ne laisse pas un bébé sans mère. Si une mère meurt très tôt, une parente, souvent la grand-mère, le prend et va de mère nourricière en mère nourricière, en demandant l'aumône du sein (pendant mes divers séjours, j'ai élevé trois bébés orphelins au biberon). Mais les femmes sollicitées sont réticentes car elles pensent que ce bébé leur portera malheur, aussi ne donnent-elles que peu de leur lait. Celles qui donnent y sont en général contraintes par leur position sociale : ce sont des sœurs de la femme décédée.

A. G. : *Une mère malade de sida peut-elle confier ses enfants à une autre ?*

F. H. : On n'en sait rien. Face au sida, les ethnologues africanistes ont travaillé sur d'autres fronts, plus urgents : l'information dans la brousse, la prévention, l'acceptation du préservatif. À mon avis, le don d'enfant est sans doute possible, à condition qu'il ne soit pas lui aussi malade ; car le don d'enfant repose sur l'idée d'un équilibre au sein du groupe et l'enfant est un gage de bonne entente. On table aussi sur sa rentabilité en tant que travailleur dès son plus jeune âge.

A. G. : *Que peuvent savoir les villageoises de la transmission materno-fœtale du VIH ?*

F. H. : Il n'y a pas encore d'étude sur ces questions. On sait qu'en Afrique, la transmission materno-fœtale atteint 30 à 35 % des enfants (contre 15 ou 20 % à l'heure actuelle chez nous). Mais ces pourcentages n'ont pas de sens au village, où l'on considère la maladie comme une fatalité : c'est le destin que les ancêtres ont voulu pour leurs enfants. On doit l'accepter, sans être « fataliste » pour autant, car personne ne trouve normales la souffrance et la maladie. Les Africaines sont les grandes oubliées de l'histoire du sida. Un journaliste du *Monde* s'étonnait qu'en Côte-d'Ivoire, les statistiques ne tiennent compte que des hommes malades du sida. C'est qu'en fait l'hôpital est un lieu pour les hommes. On y amène les enfants aussi. Mais on ne prend pas la peine d'y envoyer les femmes. Pour bien des raisons, par crainte d'être répudiées ou par pudeur, elles-mêmes ne demandent guère à se faire dépister et soigner. C'est que l'hôpital est un luxe qu'il faut payer, ainsi que les médicaments. Et les chefs de famille n'investissent pas sur les épouses.

A. G. : *Et les Africains qui vivent en France ?*

F. H. : L'épidémie de sida a fait voler en éclats, sinon la solidarité africaine, du moins quelques *a priori* dont on se contentait trop facilement à ce sujet. Il est vrai que la solidarité intrafamiliale se défait chez les Africains déracinés : la peur du sida est très forte dans les villes, y compris dans les villes africaines. À cause de lui, des couples se séparent et des malades – surtout des épouses – sont abandonnés. Mais il y a aussi des grands-mères qui, ayant échappé à la maladie, prennent en charge dix ou quinze enfants, ceux de leurs filles, de leurs voisines, mortes du sida ou d'autre chose. Et souvent le malade citadin retourne dans son village pour y être pris en charge collectivement. Mais la solidarité a partout ses limites, quand il n'est pas possible de nourrir tout le monde. Plus gravement, l'imputation faite aux épouses les met en grand danger d'être renvoyées et exclues.

A. G. : *Est-il très difficile, pour une Africaine, d'exiger le préservatif ?*

F. H. : C'est impossible. À aucun moment elle ne peut y contraindre son mari. Même le lui demander serait injurieux. Elle pourrait être battue pour cette raison. Les autres femmes de la famille du mari, les sœurs, les tantes, se ligueraient contre elle. Car la solidarité de lignage est plus forte au village que la solidarité de genre. L'abstinence est à la rigueur possible dans les sociétés africaines christianisées. Le discours papal y est très écouté. Mais encore faut-il être conscient du risque, ou de sa propre séropositivité. Des enquêtes menées au début des années 1990 en Côte-d'Ivoire[1] montrent que des adolescents citadins acceptent le préservatif, mais seulement avant le mariage qui, lui, est fait pour la procréation. Le préservatif ne doit pas empêcher la procréation, d'où l'idée qu'il peut être ouvert au bout, ou retiré juste avant l'éjaculation. Des jeunes gens pensent ainsi que c'est l'acte du coït qui présente le plus grand risque, et non le sperme lui-même.

---

1. F. Deniaud, « Jeunesse urbaine et préservatifs en Côte-d'Ivoire : un exemple de recherche d'ethnoprévention du sida et des MST », in J.-P. Dozon et L. Vidal, éds, *Les Sciences sociales face au sida : cas africains autour de l'exemple ivoirien* (Actes de l'Atelier de Bingerville, Côte-d'Ivoire, 15-17 mai 1993), Abidjan, Centre Orstom de Petit-Bassam, 1995, p. 111-136.

Aurélie Gal-Régniez : *Certains anthropologues ont parlé du sida comme d'« un virus au cœur des rapports sociaux de sexe ». Partagez-vous cette analyse ?*

Françoise Héritier : Bien sûr. Les femmes sont contaminées essentiellement dans leurs rapports conjugaux car elles n'ont pas le pouvoir d'imposer le préservatif. Pour un homme, se voir imposer le préservatif est insupportable pour deux raisons : il limite sa puissance fécondable et implique la méfiance à son égard. Une femme qui demande à se protéger risque d'être répudiée. Dans ces conditions, très peu de femmes se sentent libres d'imposer le préservatif à leur partenaire, même si elles savent que ce dernier est atteint. C'est aussi simple que cela. On est donc bien au cœur des rapports sociaux de sexe, et l'on est aussi au cœur des systèmes traditionnels de représentation du mal et des malheurs biologiques, dont il ne faut pas croire qu'ils sont évincés par la connaissance de la science moderne. Dans certains pays, les systèmes de représentations relatifs au sida en font une maladie dont l'origine vient du corps des femmes. Il y a quelques années, à la treizième conférence internationale sur le sida et les maladies sexuellement transmissibles qui se déroulait à Nairobi, de nombreux représentants des pays d'Afrique ont fait état de la contamination de fillettes très jeunes, victimes de viol par des hommes séropositifs. Ces actes tiennent à la croyance très répandue selon laquelle le mal vient des femmes adultes et que, pour guérir, il faut retourner ce mal à l'envoyeur, mais pas à une femme adulte : à une vierge pré-pubère.

A. G.-R. : *Partant de ce constat, que peut-on entreprendre pour lutter contre la pandémie ?*

F. H. : C'est extrêmement difficile de changer les représentations...

Même dans des pays où nous croyons les avoir changées, les représentations traditionnelles ont toujours cours. Nous participons de la pensée magique sans nous en rendre compte. Nos comportements sont censés être rationnels et sages, mais un certain nombre d'entre eux se trouve très bien du voisinage avec des systèmes d'explication qui n'ont rien à voir avec la rationalité biologique.

Cependant, s'il y a une chose dont je suis assurée, c'est que l'on fait évoluer les mentalités en parlant, en parlant de façon publique. C'est bien que Mandela fasse savoir que son fils est mort du sida, c'est surtout bien que des associations aillent de village en village pour expliquer ce qu'est la maladie. Cela demande beaucoup de moyens et les résultats sont difficilement chiffrables, mais c'est nécessaire. Je crois beaucoup à ce travail de fourmi mené avec des gens du pays qui parlent la langue locale, qui font des réunions avec les femmes, avec les hommes, qui font des démonstrations, qui expliquent ce qu'est un préservatif, ce qu'est la maladie. Je crois en ces travaux-là, à ces approches-là. C'est la meilleure prévention qu'on puisse faire. Quand les femmes en parlent entre elles et ont ensuite la capacité d'en parler avec leurs enfants et parfois même avec leur époux, les choses alors peuvent changer. Même si le résultat n'aboutissait qu'à ce que, de temps en temps, une femme ne soit pas renvoyée quand la maladie se déclare, ou à ce qu'un homme, tout d'un coup, prenne conscience que, sa maladie, il ne s'en débarrassera pas en ayant des rapports sexuels avec un très jeune corps... quand cette lueur-là advient chez quelqu'un, il devient un propagandiste pour l'avenir. En revanche, je m'insurge contre la politique soutenue officiellement par les États-Unis, et nommément par George Bush, qui voudrait que la seule prévention contre le sida, en Afrique notamment, soit celle de la chasteté, de l'abstinence et qui considère le sida comme un châtiment de Dieu, un châtiment lié à la licence. Or, quand on parle de fidélité et d'abstinence, on oublie que des femmes fidèles sont souvent obligées de se soumettre à des maris qui ne sont ni abstinents ni fidèles. Ce message est par conséquent totalement inadapté. Il supposerait qu'il y ait eu un changement radical du rapport au sexe de toute l'humanité et du genre masculin en particulier... changement que nous sommes incapables d'atteindre chez nous, alors pourquoi l'exiger chez les autres ? Tant que ce genre de modèle nous sera proposé de manière officielle, relayé évidemment haut la main par les religions révélées, la lutte contre le VIH-sida sera considérablement freinée.

A. G.-R. : *En matière de prévention, des approches spécifiques en direction des femmes se développent, notamment en direction des femmes enceintes et des prostituées, considérées comme groupes à risques. Qu'en pensez-vous ?*

F. H. : La maman et la putain... Ce qui est très dommageable, c'est de se représenter les femmes uniquement sous ces deux aspects, contrairement aux hommes que l'on associe à l'organisation rationnelle du temps, de la matière, de la pensée, au travail et à la maîtrise du monde. Dans les faits, les femmes participent également de tout cela mais domine la vision masculine qui considère les femmes uniquement sous les deux aspects qui sont nécessaires à sa propre satisfaction, et cette vision masculine est ensuite reprise par l'humanité tout entière, de façon englobante. Cela conduit bon nombre de scientifiques à se centrer sur ces deux groupes, les femmes enceintes et les prostituées, sans se rendre compte qu'ils passent à côté du problème. Le vrai problème, c'est qu'avant d'être enceinte, la femme est simplement une femme ordinaire, et qu'avant d'être prostituée elle a été une petite fille qui n'aurait pas mieux demandé que d'avoir une vie ordinaire aussi.

Ce sont les femmes en général qu'il faut prendre en considération. Se concentrer sur deux groupes déclarés « à risque », cela ne changera pas véritablement la donne parce que des femmes non contaminées vont être contaminées par leurs époux et deviendront des femmes enceintes contaminantes pour leur bébé, des petites filles violées avant leur puberté par un homme séropositif n'auront souvent d'autre choix que de devenir prostituées et donc de contaminer d'autres hommes. Il faut envisager la question de manière plus globale et la traiter aussi en amont. Travailler prioritairement en direction des femmes enceintes et des prostituées semble impliquer qu'on ne cherche pas à protéger les femmes en soi, mais uniquement en tant que *rouages potentiels* de la transmission aux enfants et aux hommes, relayant ainsi la vision traditionnelle qui place en elles l'origine du mal.

A. G.-R. : *Des recherches sont en cours pour mettre au point un microbicide efficace qui, sous forme de crème, gel ou suppositoire, pourrait être inséré discrètement dans le vagin avant les rapports sexuels. Quelle est votre opinion sur l'avènement d'un outil comme celui-ci ?*

F. H. : Tout ce que les femmes peuvent faire sans être tenues, dans un premier temps, d'en référer aux hommes est bon. Pour la contraception, les femmes souhaitent avoir accès à la pilule parce qu'elles ne sont pas obligées de le dire à leur mari tandis qu'elles sont obligées de demander sa coopération pour user du préservatif. De la même manière, la possibilité d'une protection contre le sida en utilisant des microbicides reconnaît aux femmes le droit de décider par elles-mêmes. Elles pourraient se protéger efficacement sans heurter leur partenaire et donc sans se mettre en danger.

À partir du moment où les femmes peuvent utiliser un produit sans avoir à en référer à la personne qui estime avoir un droit sur leur corps parce que c'est bien de cela dont il s'agit – eh bien, c'est forcément efficace. L'idéal serait certes un changement des mentalités tel que les deux partenaires agissent en commun en toute conscience pour leur bien respectif. En l'absence de cet état idéal, il convient d'user de toutes les ressources possibles, y compris contre la volonté affichée du partenaire mâle, pour protéger au mieux, et dans l'intérêt de tous, le sexe féminin.

La solidarité n'est pas perdue

Hélène Amblar : Quel bilan tirez-vous de ces années à la présidence du Conseil national du sida ?

Françoise Héritier : Cette présidence a duré plus que prévu : cinq ans et demi au lieu de quatre. Je crois qu'aucun des membres du Conseil ne regrette un seul des avis ou recommandations que nous avons émis. Non pas que nous ayons l'impression d'un parcours sans fautes, mais s'il le fallait, nous aurions la même démarche aujourd'hui. Le Conseil national du sida est né en même temps que l'Agence nationale de recherche contre le sida (ANRS) et l'Agence française de lutte contre le sida (AFLS), quand la maladie a commencé à être prise en considération globalement par notre société, sur la suggestion du professeur Got. Cet organisme un peu bizarre, dont on ne connaît pas très bien le statut et dont les membres sont bénévoles, a été chargé de donner des avis raisonnés concernant des problèmes techniques et des conseils au gouvernement sans avoir évidemment ni moyen de coercition ni voix de décision. Bien que n'étant pas toujours suivis, curieusement nous constatons avec le temps leurs effets en profondeur. Par exemple, en décembre 1991, un avis nous avait été demandé en extrême urgence par téléphone trois ou quatre jours avant la tenue d'une de ces séances législatives que j'appelle « voiture-balai ». Parmi les points à discuter dans les « diverses mesures d'ordre social », un amendement tendait à rendre le dépistage obligatoire dans certaines conditions : entrée sous les drapeaux, mariage, grossesse. Par chance, nous avons pu nous réunir et nous sommes tombés d'accord sur le fait que le dépistage ne devait pas être rendu obligatoire. C'eût été contre-productif. Nous avons pris d'assaut les groupes parlementaires, le président de l'Assemblée, les responsables des partis politiques, les commissions spécialisées pour leur dire notre position en leur demandant de nous laisser le temps de rendre un avis justifié et leur conseiller de ne pas décider avant. Ils ne l'ont pas fait. Environ trois semaines après, nous avons rendu un rapport démontrant combien le dépistage obligatoire était une mesure contre-productive. Car la réponse positive (et elle peut être erronée) n'est accompagnée ni d'une prise en charge, ni d'une démarche de responsabilisation et que l'annonce est, dans l'état actuel des possibilités de soins, celle d'une mort annoncée. Ce sujet divisait beaucoup la population. À la suite de cet avis, le gouvernement avait demandé conseil à d'autres instances : le Comité consultatif national d'éthique sur les sciences de la vie, le Haut Comité à la santé publique, l'Académie de médecine et l'Ordre des médecins. En tout, trois institutions dont la nôtre ont émis des rapports opposés au dépistage obligatoire.

H. A. : Les deux institutions responsables du dépistage obligatoire n'étaient-elles pas précisément celles qui représentaient les médecins ?

F. H. : Ici se pose un vrai problème. Il faut s'y arrêter pour bien analyser ce qui se produit en profondeur, en particulier dans la presse. On entend souvent dire que les médecins sont en majorité pour le dépistage ou pour la levée du secret médical à l'égard de la famille ou du partenaire d'une personne touchée. Sans préjuger de la façon dont ces enquêtes ont été menées, on oublie de préciser que les médecins généralistes procèdent comme tout le monde : par fantasme. Certains, dans certaines régions, n'avaient encore jamais vu de cas de séropositivité ou de maladie lorsqu'ils ont été interrogés. Si vous vous adressez à des médecins généralistes qui, ayant vu des cas parmi leurs patients, se sont formés et acceptent de les recevoir, de les traiter, ou à des médecins du système hospitalier, ceux-là sont contre le dépistage. Ils savent les effets dissuasifs d'une lettre froidement administrative qui vous annonce un état de séropositivité en vous plongeant dans le désespoir, vous privant du dialogue indispensable.

H. A. : *Existe-t-il encore des médecins qui refusent de recevoir des malades ou de suivre des personnes séropositives ?*

F. H. : Je ne le pense pas vraiment. Mais beaucoup de généralistes qui reconnaissent la séropositivité d'un malade ne savent pas comment procéder et préfèrent l'adresser à un confrère qui en France assurera le suivi. Actuellement pour les médecins, il n'y a pas de formation à l'écoute. Nombre de médecins qui ont eu leur diplôme avant que le sida ne soit connu sont complètement désorientés : ils ne peuvent pas nécessairement se lancer dans le réapprentissage de leur discipline ! Ils renvoient donc ces patients sur des spécialistes.

H. A. : *Vous évoquiez un avis sur le dépistage obligatoire remontant à 1991. Au printemps dernier, n'en en était-il pas à nouveau question ?*

F. H. : Nous avons diffusé notre avis ; nous en avons discuté ; la presse s'en est fait l'écho. Cette année, lorsque Mme Veil a reposé la question, nous avons à nouveau envoyé notre texte avec tous les ajouts que nous avions apportés par la suite sur les mêmes thèmes, à la Chambre, aux différents groupes parlementaires comme aux diverses commissions. Je suppose que nous avons été entendus, puisqu'un certain nombre de nos termes ont été repris dans les discours et interventions et une majorité a voté contre. Pour moi, c'est un des bons exemples de notre action en profondeur. En revanche, certains de nos avis ont été suivis de réactions à relativement court terme : c'est l'un des acquis du Centre national du sida que d'avoir obtenu après son rapport sur « Sida et prisons », que la médecine pénitentiaire soit rattachée au ministère de la Santé. Peut-être était-ce dans l'air ; mais cette décision répondait directement à notre texte et les médecins peuvent espérer être délivrés du droit de regard du directeur, auquel en ce qui concerne l'administration de sa prison tout doit être ouvert et rien ne doit demeurer secret. Rattachée au ministère de la Justice, la médecine pénitentiaire, antérieurement à ce changement, ne pouvait donc garantir aux détenus ni le secret médical ni la confidentialité.

H. A. : *Tous les avis du CNS ont-ils la publicité nécessaire au débat public ?*

F. H. : Beaucoup concernent des questions dont nous nous sommes saisis nous-mêmes. Nous en avons rendu sans qu'ils soient nécessairement suivis d'effet, et même, il a pu arriver qu'ils soient à contre-courant. À l'occasion du procès du sang, par exemple. Dès le début, parmi les questions dont je pensais que nous serions saisis, figurait en 1989 le problème du sang contaminé. Sans l'avoir été, nous avons rendu un document envoyé aux différents ministères, aux différentes directions, aux associations d'hémophiles et de polytransfusés, qui l'ont très mal pris. La presse n'en a quasiment pas parlé. Pourtant je pense qu'il n'y a pas un mot à changer. Nous évoquions des questions d'intérêt général sans nous cacher le fait qu'il pouvait y avoir matière à procès pour une période particulière. Mais nous disions que l'on ne pouvait pas imputer à crime ce qui était ignorance. Par ailleurs, dans tout traitement thérapeutique, il y a des aléas : l'usage a toujours été de les prendre en compte. Dans ce cas précis, nous signalions que, pour certains patients, le risque avait été pris en connaissance de cause : quand on a le choix entre courir le risque d'une hémorragie et être soigné préventivement par une transfusion d'un sang incertain, que choisit-on ? Des patients, ou parents de patients hémophiles, ont préféré courir le risque. Par démagogie, le ministère n'a pas fixé de date butoir. Il aurait fallu dire : « À partir de telle date, il y a eu effectivement un énorme problème : on savait que les stocks étaient contaminés, mais on a continué de les distribuer parce qu'un choix financier primait dans la gestion. Mais par la suite les transfusions sanguines ont été contrôlées, et avant cette date, on ne savait rien des risques encourus par l'utilisation des produits non chauffés. » Sans ces dates butoirs, on incrimine toutes les époques, on mélange tout et on fait porter à la collectivité un poids financier considérable. Aujourd'hui, les dossiers sont recevables pour des dates de transfusion qui peuvent être antérieures à 1981. Que les malades touchent ce qu'ils estiment être leur dû ne me pose pas de problème. Mais la discordance entre le montant des sommes utilisées pour indemniser des transfusions faites à des périodes où l'on ignorait qu'elles pouvaient être dangereuses et celui des sommes accordées à l'Organisation mondiale de la santé (OMS) pour traiter le sida dans le monde nous paraissait frappante : la France dépense beaucoup plus pour indemniser ces malades, sans qu'il y ait toujours une faute avérée, que ce que prévoit le budget global de l'OMS pour prévenir le sida dans le monde. Il y a là un problème de proportionnalité. Naturellement, il ne s'agit pas de toucher à la solidarité ni à la prise en charge, ni même à la compensation due pour faute aggravée. Mais il n'était pas nécessaire de laisser croire que les médecins savaient dès le début de l'épidémie que les transfusions pouvaient être fatales.

H. A. : *Précisément le climat passionnel entretenu autour du procès du sang n'a-t-il pas contribué à esquisser le débat sur une question essentielle : peut-on moralement admettre que la santé publique soit soumise aux conventions de la rentabilité ?*

F. H. : Non, on ne peut pas. Mais ce type de débat n'a pas eu lieu, c'est certain. Ce climat passionnel n'est pas estompé et, à mon avis, il va durer encore longtemps... La rentabilité est toujours mise en avant pour ce qui est de la recherche thérapeutique dans les laboratoires pharmaceutiques. Mais la recherche des compensations par l'argent relève aussi, parfois avec une certaine démesure, de cette optique. Et elle a des effets insidieux. Les associations de malades ne militent pas pour que les victimes du sida soient indemnisées au même montant que le sont les « victimes » de transfusions. Or on ne voit pas pourquoi, si on indemnise les contaminés par transfusion, on n'indemniserait pas tous les autres de la même manière. Si ce n'est pas le cas, on établit ainsi des paramètres qui délimitent des catégories moralement « pensables » de séropositivité. Être indemnisé signifierait alors aux yeux du monde être un « bon » séropositif car reconnu comme victime de mauvais choix faits par les médecins. Les autres ne pourraient s'en prendre qu'à eux-mêmes. J'ai lu une phrase extraordinaire émanant d'une brave dame à qui l'on demandait ce qu'elle savait du sida : pour elle, les toxicomanes et les homosexuels constituaient l'essentiel des personnes touchées et elle ajoutait : « *Tant que ça ne touche pas les êtres humains!* »… L'indemnisation, même sans faute d'autrui contribue à conforter le clivage entre les « bons » et les « mauvais », les « innocents » et les « coupables ».

H. A. : *Parallèlement au bilan positif du Conseil national du sida les cinq dernières années ont été le théâtre du désengagement de l'État, y compris dans le domaine de la santé publique. Récemment, on assistait à la disparition du principe de solidarité des régimes de Sécurité sociale. Émettre des avis tandis qu'une société se disloque autour d'une solidarité perdue, n'est-ce pas décourageant?*

F. H. : J'espère que la solidarité n'est pas perdue. Les régimes changent, passent. Les uns construisent, les autres détruisent et on en revient à d'autres qui reconstruisent. Je ne suis pas pessimiste parce que je crois qu'il est des acquis tels que l'idée de les remettre en cause ne peut venir à personne. Telle qu'elle a été mise en place à une certaine époque, l'idée de solidarité, aussi bien pour ce qui est de la maladie que de la vieillesse ou du chômage, va perdurer; même si elle doit subir des aménagements. Des changements importants ont eu lieu depuis les temps où ont été mises au point certaines mesures. Un exemple frappant nous vient de la démographie. Lorsque l'on a institué le régime de retraite que nous connaissons, on mourait entre 60 et 70 ans. Aujourd'hui les gens meurent surtout après 80 ans. Le coût des retraites est donc plus élevé. Une autre donnée est le chômage. Il n'est pas sûr que l'on puisse créer autant d'emplois que nécessaire pour fournir du travail à tous, si l'on admet que beaucoup ont disparu du fait des « progrès » techniques. Mais c'est une question de choix de société. Si nous ne courions pas après la rentabilité à court terme et la productivité à outrance, il serait parfaitement envisageable d'employer dans certains secteurs des personnes pour des tâches que des machines pourraient faire. Il s'agit bien de choix de société. Pourquoi par exemple n'aurions-nous pas plus de moyens pour la recherche scientifique ? Nous sommes toujours à tirer la langue avec des crédits insuffisants et, surtout, nous manquons de collaborateurs techniques. Avec plus d'argent pour faire le travail qui est le nôtre, nous pourrions engager des gens. Dans tous les services publics, les choix vont vers la suppression d'emplois, quand, à mon sens, il faudrait plutôt en créer. Je ne suis pas économiste, et vais sans doute me faire taper sur les doigts, mais des emplois humains à la place de machines seraient imposables ; grâce à eux, chacun pourrait contribuer à la charge collective. Pour revenir à votre question, je ne suis pas foncièrement pessimiste. L'avenir dira si je me trompe mais on ne peut pas faire disparaître totalement l'idée de solidarité telle qu'elle a été mise au point avec le système de la Sécurité sociale, le système de répartition, les mesures de santé publique…

H. A. : *On continue de considérer le sida comme une maladie de la misère. Une « chance » pour les malades, elle touche aussi les riches ?*

F. H. : On s'est beaucoup occupé du sida, surtout au début, à cause de l'énigme que posait cette sorte de cancer bizarre qui touchait les homosexuels de la région de San Francisco, parmi lesquels il y avait peut-être des pauvres, mais surtout des intellectuels, des artistes... Très vite, on a constaté que la maladie touchait d'autres couches de population, et on a stigmatisé les « 4 H » (Haïtiens, héroïnomanes, homosexuels, hémophiles) pour impliquer les « groupes à risques ». Maintenant, on parle plutôt de comportement à risques, notamment dans le modèle africain, hétérosexuel. La recherche aurait été conduite de toute façon, reste qu'il y a une différence devant les soins, selon que vous apparteniez à un pays riche ou pauvre, ou selon que vous ayez ou non les moyens. L'AZT est pratiquement réservée aux pays développés. En Afrique, n'y ont accès que les patients qui ont les moyens de l'acheter. Il y a deux différences essentielles : entre les riches et les pauvres, en général, certes, mais les riches et les pauvres de nos pays sont à cent coudées au-dessus des pauvres des pays sous-développés.

H. A. : Vous êtes connue pour avoir travaillé sur le statut du corps dans les sociétés africaines. Au cœur de la question, l'apparition du sida a un impact sur les cultures de tous les peuples. Que signifie-t-il profondément ?

F. H. : Dans notre culture, nous n'avons pas l'habitude de voir mourir les adolescents et les jeunes gens autrement qu'à la guerre ou dans les accidents d'autos après le bal du samedi soir. Je ne peux pas me permettre de dire que, dans les autres sociétés, voir mourir la jeunesse soit considéré comme plus juste. Simplement, il y a un sentiment un peu différent. On ne peut pas l'appeler fatalité : personne ne considère comme normal d'être atteint, d'être malade, de souffrir et de devoir mourir. Partout on s'inquiète de savoir d'où provient ce malheur et quels sont les moyens d'y remédier. Mais à partir du moment où la chose est en route et qu'elle est irrémédiable, il y a une certaine acceptation : mon dernier vrai séjour de terrain date d'il y a dix ans, mais pour ceux que j'ai vus, jeunes et vieux, qui allaient mourir et le savaient, c'était un fait avec lequel ils vivaient car ils n'y pouvaient pas grand-chose. Nous, nous nous révoltons si nous n'avons pas accès aux techniques de pointe. Il se peut que cette idée de n'avoir pas de prise demeure, ce qui rendrait partiellement compréhensible un fait qui peut paraître mystérieux : les statistiques provenant des pays d'Afrique concernant les entrées à l'hôpital montrent une dominante d'hommes tout à fait importante par rapport aux femmes, alors que la transmission est hétérosexuelle et que les femmes sont touchées tout autant que les hommes. Je pense que cette forme d'invisibilité est plus grande pour les femmes, qui l'acceptent à l'intérieur de leur sphère domestique pour n'en pas être chassées.

H. A. : Concernant nos systèmes de représentations de la relation amoureuse et sexuelle, l'apparition du sida bouleverse-t-elle les données ?

F. H. : Le sida présente cette caractéristique de passer par des humeurs du corps : le sperme, le sang ou le lait. Je ne parle ni de la salive, ni de l'urine, ni des excréments, ni de la sueur. Bien qu'ils puissent renfermer des enveloppes de virus, on n'a jamais pu démontrer un seul exemple de transmission par eux. Restent donc ces trois humeurs fondamentales. Toutes sont liées à la reproduction. On en a beaucoup parlé dans une tonalité mystico-chrétienne, disant que si le sida frappait tellement les imaginations, c'était parce que des humeurs de vie étaient transformées en humeurs de mort. C'est juste, mais cela ne suffit pas. À mon avis, ces humeurs sont des supports d'identité et c'est un des points pour lesquels je me fonde sur l'expérience ethnologique d'autres sociétés pour dire qu'il en est de même chez nous : c'est par le sang, le sperme et le lait que passe ce qui est le support d'identité de l'individu à venir, et qui provient de l'identité de ses géniteurs. Ce n'est pas seulement sa vie : c'est ce qui vous fait être vous. Je me souviens m'être servie d'un exemple à propos des viols dans l'ex-Yougoslavie. Qu'il s'agisse de chrétiens violant des femmes musulmanes ou de l'inverse, il était frappant que l'on recherchait moins la satisfaction du plaisir masculin que l'humiliation des hommes du camp d'en face. Mais outre la recherche de l'humiliation, ces femmes étaient gardées prisonnières jusqu'à ce qu'elles soient enceintes. On les renvoyait quand elles ne pouvaient plus avorter en leur disant : « Tu auras un enfant qui ne sera ni de ta race ni de ta religion »... Ce qui signifie très exactement que le sperme est considéré comme porteur de l'identité ethnique et religieuse, idée certes fantasmatique, mais bien présente. Quand on dit qu'un homme a des enfants de son sang, on dit tout simplement que c'est le sperme qui se transforme en sang dans le corps de la femme.

H. A. : *Tout cela est-il rompu par l'amour sans capote ?*

F. H. : Non. Le fait symbolique est toujours là. C'est pourquoi la maladie Sida est particulièrement grave sur le plan des représentations. À cause du seul système qui permet de s'en prémunir, le préservatif, elle implique une absence de reproduction. La chaine identitaire va donc être rompue à un moment ou un autre. Certes, il y a des moyens de pallier cela. Les CECOS, qui pratiquent l'insémination artificielle avec donneur et prélèvent des ovocytes pour fécondation *in vitro*, nous ont demandé un avis à ce sujet. Il est évident qu'un homme séropositif et une compagne séronégative ne pourront pas avoir d'enfant en préservant tous leurs rapports : ils courent le risque que la femme devienne séropositive. Dans le cas idéal, elle reste séronégative et l'enfant naît séronégatif. Mais elle et l'enfant peuvent devenir séropositifs, comme elle peut devenir séropositive et l'enfant être séronégatif. Pour ne pas courir ces risques, le conjoint séropositif demande une insémination artificielle avec donneur, ce qui permet à la femme d'avoir un enfant qui est bien d'elle. Mais quelque chose de l'ordre de la représentation du lien parental ne peut pas exister du côté du père, puisqu'il a recours au sperme contrôlé d'un autre : c'est donc une rupture de la transmission verticale. Il faut entendre, me semble-t-il, le désir d'enfant pour ce qu'il est. L'amour parental est quelque chose qui vient après : une fois que l'on a l'enfant, on l'aime ou non. Pour les deux sexes, l'enjeu est le désir de reproduction de la lignée : ne pas couper la ligne ancestrale. Je suis le porteur d'un héritage. Je suis un maillon de la chaîne ; les autres se sont réunis pour que je sois, moi, présent au monde. Et je continue leur trace. Ce n'est pas formulé ainsi, mais c'est une idée importante.

H. A. : *Compte tenu de ces charges symboliques, que pourrait être une vraie prévention ?*

F. H. : Je n'ai pas de réponse. Il est évident que la politique de prévention passe nécessairement par l'éducation, non seulement sexuelle, mais civique, pour faire comprendre très tôt aux enfants dès les petites classes, où se situe le problème et ce qu'est la responsabilité de soi et par rapport aux autres. L'un des fantasmes du public est actuellement l'idée que le sida étant transmissible, il peut exister des séropositifs et des malades qui le transmettent volontairement. Or, l'expérience prouve que la plupart de ceux qui apprennent leur séropositivité vont, au contraire, s'efforcer de ne plus contaminer. Mais ce fantasme existe dans une partie importante de la population française, d'où la volonté de dépistage et de rupture du secret médical. En dehors de cette éducation que je voudrais aussi civique dès les classes primaires, il n'y a pour le moment que deux méthodes bien connues : les rapports protégés ou la fidélité prônée par le pape !

H. A. : *Vous insistez sur le civisme. Or, un contexte de précarité croissante implique des menaces de dislocation sociale.*

F. H. : La première prévention est celle-là : savoir où on en est soi-même et ne pas hésiter, si l'on est en situation d'avoir des rapports, à proposer le préservatif quand on est dans l'incertitude de soi ou de son partenaire : c'est le civisme élémentaire. On parle de l'éclatement de notre société. En l'occurrence, c'est plus un éclatement de nos représentations. Nous avons vécu dans une société qui, parce qu'elle était nataliste, était contre les restrictions à la reproduction et contre l'avortement. Le préservatif avait une représentation soit bouffonne, réservée aux « filles de joie », soit contraceptive, toujours dans un but utilitaire. Il ne faut pas oublier que c'était réprimé par la loi ; *tous* les moyens de contraception étaient prohibés. On demande aujourd'hui à une classe d'âge de faire en quelques années un saut absolument énorme dans les représentations de l'objet, sans soutien des générations antérieures, qui ont connu le préservatif comme objet d'opprobre. Tout d'un coup, voilà qu'on en fait de la publicité à la télévision ! Se servir d'un objet jusqu'à présent considéré comme détestable et vicieux représente une révolution culturelle. Mais je me suis rendu compte que certains jeunes avaient une manière à eux de régler la question en établissant entre eux des contrats moraux. Quand un couple se forme avec l'intention de vivre une vie de couple, ils se font généralement tester. S'ils sont séronégatifs tous les deux, ils peuvent avoir des rapports avec préservatif en s'engageant à ne pas en avoir avec d'autres. Au bout de trois ou quatre mois, ils refont un test. S'ils sont à nouveau séronégatifs, ils s'engagent à se prémunir s'ils ont des rapports extérieurs et, ils peuvent avoir, exclusivement entre eux, des rapports ordinaires, c'est-à-dire sans préservatif. Ces couples qui veulent vivre ensemble ne suppriment pas nécessairement toute ouverture sur d'autres mondes, ils se promettent simplement de ne pas se contaminer mutuellement par leur faute. C'est ce que j'appelle le civisme élémentaire, qui permet par ailleurs d'avoir toutes les aventures possibles en le disant à son partenaire si l'on n'a pas pris de précautions, ou sans le lui dire mais en en prenant : c'est une autre forme de fidélité que celle prônée par l'Église.

L'ÉPIDÉMIE DANS TOUTES SES FACETTES

Annie Le Palec : En référence à ce que vous avez montré concernant la filiation et la stérilité, lors d'un colloque sur les nouvelles techniques de procréation et leur éventuelles incidences sociales, voyez-vous un apport majeur, du même ordre, de la réflexion anthropologique à la question du sida ?

Françoise Héritier : Il est vrai que les types de filiation donnent une démonstration éclairante d'une logique combinatoire qui n'est pas dépassable ; tout le monde peut comprendre qu'à partir de quatre points existe une logique combinatoire qui ne peut pas excéder les possibilités offertes. C'est tout à fait précis parce qu'on a affaire à des unités discrètes. Mais vous avez raison d'y associer la question de la stérilité, parce qu'à côté du logiquement possible, il y a le pensable et l'impensable. Quand les situations sont pensables, elles ont trouvé des accomplissements institutionnels avant même qu'on trouve des accomplissements par le biais de la technique ; ces derniers sont considérés comme des innovations mais en fait ils répondent à des besoins universels. Ce besoin d'interprétation est fondé sur la valence différentielle des sexes. C'est la féminité qui est partout, et uniquement le plus souvent, responsable de la stérilité. Par une sorte de renversement, puisque ce sont les femmes qui enfantent, ce sont elles qui sont responsables de la stérilité. C'est un renversement logique implacable. Si elles seules peuvent enfanter et qu'elles n'ont pas d'enfants, c'est qu'elles refusent cette possibilité. Il ne s'agit d'ailleurs pas des femmes en tant qu'individus, ce qui est accusé c'est la féminité en elles qui récuserait de porter des enfants. Si la stérilité est entendue comme féminine, c'est comme le revers du privilège exorbitant que les femmes enfantent les deux sexes, alors même qu'il y faut l'engendrement masculin : ainsi, la masculinité se trouve flouée, bafouée par le résultat stérile de la copulation. Les solutions à la stérilité sont donc des solutions qui bénéficient au couple en général, et plus particulièrement au masculin, au genre masculin et au désir de descendance. On peut montrer en ce domaine un certain nombre de constantes qui ont à voir avec la valence différentielle des sexes ; même s'il ne s'agit plus de possibilités logiques et mathématiques comme pour les positions discrètes de la parenté, elles renvoient quand même à ce que j'appelle des butoirs de la pensée.

Pour le sida, est-ce la même chose ? C'est une vraie question, à laquelle je pense qu'on peut répondre positivement.

Oui, on peut trouver grâce à l'analyse anthropologique, dans les inquiétudes à l'égard de la maladie, à l'égard du syndrome, des correspondances avec des butoirs de la pensée. J'en verrais plusieurs.

La première est toujours celle du rapport à autrui, c'est ailleurs que se trouve la faute originelle, qu'on le dise aussi bien sur le plan géographique ou sur celui des rapports entre groupes, c'est l'autre qui est coupable. Quand on est soi-même responsable de son malheur c'est dans la logique du péché judéo-chrétien qui est d'une autre nature. On retrouve toujours cette même problématique du rapport à autrui, du soi et de l'autre, de l'identique et du différent.

La deuxième constante, je la verrais sur le plan de l'idée de contamination qui renvoie toujours elle aussi à l'idée de l'autre comme responsable : la contamination et les différentes manières pour l'éviter. On pourra revenir là-dessus par la suite.

La troisième, je la verrais dans l'alternative entre contraindre ou convaincre que nous posons maintenant dans des termes éthiques, mais qui par le passé n'a jamais été posée de cette manière-là, car par rapport au mal il s'est toujours agi moins de convaincre que de contraindre.

On observe une espèce de constante dans les solutions qui ont été trouvées par l'humanité à l'égard de ce type de problèmes qui passent davantage par la contrainte que par la nécessité de convaincre. Cela peut paraître désespérant parce que les contraintes de base vont plus du côté de l'intolérance que de la tolérance, mais l'expérience que l'on a de la maladie contagieuse inguérissable ou de la maladie épidémique meurtrière montre que les différentes sociétés s'en protègent par la fuite parfois, mais généralement plutôt par la mise à l'écart, par l'abandon, l'expulsion ou la mise à mort de l'agent contaminant. On est toujours placé dans un rapport de valence différentielle de soi par rapport à l'autre : l'autre est potentiellement dangereux, celui par qui le malheur arrive est celui qu'il convient d'éliminer en cas de malheur, surtout s'il est étranger. Je ne veux pas dire pour autant que ces convictions et leurs conséquences dominent partout et toujours, mais c'est une tendance que l'on trouve dans toutes les sociétés et que seuls l'amour privé ou la réflexion, qu'elle soit religieuse, éthique, philosophique, scientifique ou démocratique, contredisent.

Yasmine Marzouk : Comment, à partir de ces butoirs de la pensée parvient-on à limiter les possibilités d'émergence de ces antithèses conceptuelles hiérarchisées ? Au niveau du sida en France, par exemple, comment comprendre qu'on n'ait pas dès le début « scientifiquement pensé » à la contamination des femmes par des bisexuels et toxicomanes infectés ? Ou qu'aujourd'hui encore, il semble « impensable » de diffuser les aspects spécifiques de la contamination des femmes ou par les femmes ?

Françoise Héritier : C'est un ensemble un peu compliqué de questions. En liaison avec la question précédente, vous avez raison de parler des possibilités d'émergence. J'ai tendance à penser que le social se construit justement, d'une certaine façon, en luttant contre ces tendances lourdes dont j'ai parlé tout à l'heure, mais que c'est la combinatoire de traits extrêmement fondamentaux (butoirs) qui permet ces possibilités limitées d'émergence. En dehors de ces tendances lourdes dont j'ai parlé tout à l'heure, la liaison avec les possibilités limitées d'émergence se fait au travers d'autres nécessités. La construction du social, quand l'homme émerge de l'animalité, ne peut se faire qu'en tenant compte d'un certain nombre de besoins absolument fondamentaux, et pas seulement l'abri et la nourriture. Un besoin fondamental, partagé par tous les groupes, animaux ou humains est le besoin de sécurité. Le sentiment de sécurité, c'est avoir confiance dans son entourage au point de lui abandonner sa vie pendant le sommeil. On dit souvent que les animaux ne dorment que d'un œil parce qu'ils sont toujours sur leurs gardes, mais je pense que c'était le cas de l'humanité naissante! Pour dormir tranquille, il faut pouvoir se reposer sur ceux qui vous entourent, d'où la distinction entre les gens du soi, du dedans, les proches et les gens de l'autre. La communauté de l'entre-soi est celle qui est reconnue par la naissance et par la résidence commune du petit groupe. Quelles sont alors les contraintes intériorisées de la sécurité qui deviendront des lois fondamentales? Il n'y en a que très peu, si on veut bien y penser. La première est l'impossibilité de tuer comme bon vous chante. Aucune société n'admet qu'on puisse tuer n'importe qui n'importe comment. Entre soi on ne se tue pas. S'il y a accident ou crime, il y aura compensation, justice ou vengeance. La première règle est donc celle-ci : tu ne tueras pas, au moins dans ton groupe, inconsidérément.

La deuxième règle fondamentale, c'est : tu ne prendras pas à autrui, si le droit ne t'en est pas reconnu, ce qu'il a dans sa main. La troisième, c'est qu'il n'est pas possible de forniquer avec n'importe qui du groupe, n'importe comment, n'importe quand. Ce sont les bases minimales du besoin intime de sécurité des groupes.

À partir de ces trois règles se construit le social. Les règles sur la fornication nous mènent, entre autres, à la prohibition de l'inceste et à bien d'autres choses, et les autres règles nous conduisent aussi aux lois élémentaires de la vie en groupe. Ce sont là les conditions a minima qui, associées aux observations du fonctionnement du monde et des corps, vont permettre l'émergence des systèmes de représentations et des lois sociales. Entrent en ligne de compte des contraintes naturelles, des contraintes biologiques, et puis ces contraintes dont je ne sais comment les caractériser, qui sont des contraintes lourdes et profondes, propres aux espèces vivantes, qui sont celles du besoin de sécurité minimale au sein des groupes.

Annie Le Palec : Précisément, c'est peut-être ce besoin fondamental de sécurité que l'on sent menacé par le sida?

Françoise Héritier : Oui. Cela nous ramène à la question que vient de poser Yasmine Marzouk : pourquoi ne s'est-on pas intéressé à la contamination spécifique des femmes et par les femmes? Toujours pour la même raison de la valence différentielle des sexes, me semble-t-il, en dehors du fait que cette maladie est apparue dans des milieux masculins au départ, ou qui étaient perçus comme tels. Dans la définition du champ de l'atteinte, au début de l'épidémie, par l'expression imagée des quatre H, il s'agissait des héroïnomanes, hémophiles, Haïtiens et homosexuels. Spontanément, les gens entendent ces qualificatifs comme désignant des individus de sexe masculin. Les prostituées (*[w]hores*) ont remplacé par la suite les hémophiles, je crois. Avec elles apparaît le féminin mais un féminin particulier. Là aussi on peut retrouver, quoique de manière paradoxale, la valence différentielle des sexes, où l'accent est mis sur le masculin. Pour la contamination spécifique des femmes par leurs partenaires, et la contamination hétérosexuelle, on peut expliquer partiellement l'absence d'intérêt porté à ces questions dans les premiers temps de l'épidémie par des considérations qui touchent à une idée implicite du féminin. Pour mieux me faire comprendre, j'en citerai une version extrême, exprimée par un responsable algérien de la santé, il y a quelques années lors du Colloque de Marrakech, qui pour la première fois réunissait des représentants de tout le Maghreb pour traiter du sida dans les pays maghrébins. Il exprimait un déni de la réalité du sida en Algérie : bien entendu, il reconnaissait qu'il y avait des cas mais importés par des travailleurs émigrés qui contractaient le sida en France ou dans d'autres pays et qui revenaient dans leur pays. On ne pouvait les traiter, soigner, mais cela n'avait pas vraiment d'importance parce qu'il ne pouvait y avoir de contamination endogène. Pour quelle raison ? Parce que les hommes ont des rapports avec leurs épouses qui sont tenues à la fidélité et donc ne peuvent contaminer d'autres hommes. Qu'elles soient condamnées à mourir est ennuyeux, mais il y aura toujours des femmes pour faire des enfants. Se posait la question de la protection des conjointes grâce au préservatif. La réponse était : il est moralement impossible d'obliger un homme à mettre un préservatif quand il couche avec sa femme ; de plus, l'épouse contaminée ne présente pas de danger pour les autres hommes, puisqu'elle doit être fidèle. Quant aux enfants, 20 % des enfants seront condamnés mais, même séropositives, elles peuvent faire des enfants sains. C'est une très belle construction qui vous montre la négation absolue du problème de la contamination des femmes tant qu'il peut être circonscrit à elles-mêmes. Je ne dis pas que cela soit un point de vue partagé universellement, mais ce point de vue extrême est particulièrement éclairant. Je me souviens aussi d'articles publiés dans *Le Monde*, il y a quelques années, par des journalistes qui s'étonnaient de statistiques africaines qui leur étaient parvenues, portant notamment sur les hôpitaux d'Abidjan, qui ne faisaient état que de malades masculins. Cela posait une vraie question d'épidémiologie : si on ne voit à l'hôpital que des hommes malades du sida et qui en meurent, qu'en est-il des femmes ? Une réponse très simple avait finalement été donnée par les chercheurs ; les femmes étaient malades également bien entendu, mais pour deux raisons on ne les voyait pas à l'hôpital. La deuxième tenait à une sorte d'impossibilité économico-sociale pour elles d'y accéder qui dépendait de la première, à savoir que la vie de l'homme compte au premier chef. On est bien toujours dans la même problématique de la valence différentielle des sexes, et je me demande si elle n'est pas sous-jacente à un certain nombre de dénis concernant des propriétés particulières de la maladie. Toujours par ce même retournement qui fait que la femme qui enfante et qui est féconde devient donc responsable de la stérilité, c'est la femme qui donne la vie qui est aussi d'une certaine façon responsable de la mort. Dans certains systèmes de représentations, c'est une idée évidente. Ainsi chez les Samo, une des composantes de l'individu est son destin individuel, qui veut qu'il vive ou qu'il meure et c'est la mère qui le transmet à l'enfant. Si l'enfant meurt avant sa puberté, c'est le destin donné par sa mère qui l'a voulu. L'idée que la responsabilité de donner la vie est aussi la possibilité de la refuser, de la reprendre ou de donner la mort est quelque chose, je crois, qui est profondément enfoui dans les représentations non verbalisées ou les fantasmes. On peut concevoir le glissement progressif de l'idée de la femme responsable *in fine* de la mort vers l'idée que sa mort est naturelle, si je puis dire, alors que celle de l'homme ne l'est pas vraiment.

Yasmine Marzouk : *Ou alors ne peut-on pas associer les deux et dire que si la femme est du côté de la vie et de la mort, elle est nécessairement du côté de la collectivité (je pense aux études historiques de Flandrin) ? À l'inverse, la prévention épidémiologique nécessite justement un « statut » personnel, individuel, qui n'existe guère dans les pays très catholiques ou très musulmans. Pourquoi donc la femme apparaît-elle ainsi du côté du collectif, dans le couple collectif/individuel ?*

Françoise Héritier : On peut voir les choses de deux manières différentes. Je ne voudrais pas trop tirer vers ces considérations liminales que j'essaie de mettre au jour, parce que se greffent sur elles l'histoire, la conscience, les individus, les responsabilités, les choix, le changement. Cependant, il importe de montrer qu'existe ce niveau de conscience liminal qui n'a rien à voir apparemment avec ce que l'on fait, actes et discours, qu'il y a toujours ces contraintes irréfragables qui nous viennent de notre lointain passé. Sur la question des responsabilités collectives, je dirai deux choses apparemment positives, et pas nécessairement positives. La première, c'est que dans un certain nombre de systèmes de pensée, les femmes sont du côté de la matière, je ne dis pas de la nature, mais de la matière ; la matière est une et pratiquement indivisible, donc une femme peut en remplacer une autre. Alors que les hommes sont des individus. Si les femmes sont de la matière, cela légitime l'idée de leur collectivité indifférenciée sinon celle de leur responsabilité collective. La pensée aristotélicienne est remarquable de ce point de vue : les femmes c'est de la matière et si le *pneuma* de l'homme ne la domine pas, elle prolifère de façon anarchique et monstrueuse. Le deuxième point est un raffinement sur cette idée de femme-matière : si on admet que les femmes sont de la matière mais qu'elles sont nécessaires comme base pour donner la vie, elles ont donc une responsabilité collective à l'égard de la vie comme de la mort puisqu'elles sont interchangeables. Je me place au niveau de ces significations premières, profondes et masquées, pour répondre à votre question : pourquoi n'a-t-on pas jugé les choses de façon égale dès le départ et a-t-on considéré surtout le cas des hommes contaminés ? Eh bien, c'est parce que seul l'homme est pensé vraiment comme un individu, alors que « la femme » est un collectif, un collectif interchangeable.

Y. M. : *Et au niveau conscient, les transformations sociales d'aujourd'hui vont-elles dans le sens d'une péjoration ou d'une amélioration de la valence inconsciente et différentielle des sexes, que Michèle Perrot lors d'une discussion avec vous nommait le « socle hercynien » ?*

F. H. : Je ne pense pas que ce socle hercynien puisse basculer pour la bonne raison que, si je ne me trompe pas, il est inscrit dans l'observation faite par le genre humain de la différence anatomique et physiologique des sexes, ce qui permet de construire ensuite tous les systèmes hiérarchiques d'oppositions. Nous ne pouvons pas faire que nous ne soyons plus sexués. Donc ce socle est toujours là. Cependant l'histoire existe : des changements, des variations contextuelles et culturelles. À l'intérieur de ces significations archaïques, nous pouvons déceler des modules, des cadres invariants particuliers qui sont des associations par bloc de deux ou trois concepts qui vont toujours nécessairement ensemble mais qui peuvent être remplis de façon différente selon les cultures. C'est une première cause de péjoration ou d'amélioration, comme vous dites. De plus, il ne faut pas oublier deux choses. La première, c'est que les catégories binaires sont valorisées et hiérarchisées parce que l'équilibre est impossible, mais il n'y a aucune raison que cela fonctionne toujours dans le même sens. On peut très bien envisager non que l'équilibre s'instaure entre les deux pôles de chaque catégorie dualiste, lorsque ces pôles sont marqués mentalement comme masculin et féminin, mais que certaines catégories deviennent positives du côté féminin, alors qu'elles sont presque exclusivement positives jusqu'ici du côté du masculin. Le deuxième point, qui serait susceptible de commander ce mouvement de bascule dans la hiérarchie des catégories mentales, c'est l'accès à la maîtrise par les femmes de la procréation. Si, comme je le postule, l'organisation des systèmes de pensée et des systèmes sociaux provient non seulement de l'observation des différences anatomiques et physiologiques, mais aussi, au cœur de ces différences, de ce scandale pour l'esprit qu'est le privilège exorbitant des femmes d'enfanter les deux sexes, l'appropriation et le contrôle de ce privilège deviennent la clef de voûte de la domination masculine. À partir du moment où la maîtrise de la reproduction est partagée avec le libre choix féminin de la contraception et même de l'avortement, nous trouvons là les leviers forts pour faire changer les choses, parce qu'ils sont appliqués au bon endroit. Et d'ailleurs personne ne s'y trompe ; les politiques notamment ne s'y trompent pas. Les mouvements contre la contraception, contre le libre droit des femmes à la procréation, et même contre l'avortement sont mus essentiellement par l'idée qu'il ne convient pas de laisser les femmes maîtriser seules ce genre de choses. On l'exprime souvent de façon élégante, en disant que c'est une affaire de responsabilité partagée qui doit être décidée dans le couple. Mais le cœur du problème se situe bien là. Un vrai changement pourra s'esquisser lorsqu'il y aura dans ce domaine partage de responsabilité entre hommes et femmes, et pas seulement dans les milieux occidentaux et modernes ; il faut que toute l'humanité y ait accès.

Annie Le Palec : Ne pensez-vous pas que la récente prise de parole de personnes contaminées par le VIH ou malades du sida, et en particulier de femmes dans les pays en voie de développement, je pense par exemple au Rwanda, peut être également un de ces leviers ?

Françoise Héritier : Oui, car cela s'inscrit dans la même logique, à savoir la reconnaissance du statut d'individu, du statut d'humain pour les femmes. Toute prise de parole est affirmation d'un droit à l'existence indépendante par rapport à n'importe quelle autorité. Cela se fait plus facilement en temps de crise et, dans les pays africains lourdement atteints par l'épidémie, on peut parler de crise grave en ce qu'elle affecte les sentiments, l'équilibre des familles, l'élevage des enfants, l'économie, la démographie… L'urgence et la nécessité font que des femmes, isolées ou en groupes, malades ou chargées de famille, accèdent à l'autonomie et peuvent se faire entendre, tout comme l'urgence et la nécessité nées de la misère ont permis l'éclosion au Bengladesh de systèmes bancaires de petits prêts, gérés par les femmes surtout. Ces marques d'émancipation sont vitales, mais pour qu'elles soient durables, elles doivent être accompagnées de l'accès à la maîtrise de la reproduction, afin que changent sérieusement les systèmes de valeur. La plus grande difficulté est dans la prise de parole individuelle, dans un système de valeur qui ne reconnaît pas ce droit aux femmes, y compris en ce qui concerne leur santé et celle de leurs enfants. Si le corps de l'épouse appartient au mari, lui seul peut décider de ce qui est bon pour elle. Lors du colloque de Saly Portudal en novembre 1996, des participants africains faisaient état des réticences et oppositions auxquelles ils se heurtaient de la part des maris et chefs de famille pour la prescription de tests à leurs épouses. Elles se trouvaient d'ailleurs dans l'incapacité d'accéder au dispensaire ou à l'hôpital si leur mari ne leur donnait pas d'argent pour cela. Il n'est pas mauvais de rappeler que c'est seulement à la Conférence de Pékin, en 1996, qu'a été signé le texte reconnaissant aux femmes le droit de décider elles-mêmes de ce qui était nécessaire pour leur santé et celle de leurs enfants sans être tributaires de l'autorisation maritale.

Anne Luxereau : *Le sida, avec un discours médical voyageant jusqu'au fin fond de la brousse où il est réinterprété, est un phénomène bien sûr localisé mais aussi national et mondial : on a là une situation de crise particulière ?*

Françoise Héritier : Une situation de crise peut servir de levier ; les guerres ont pu servir de levier à différentes époques. Mais des acquis obtenus en période de crise, même s'il en reste quelque chose après, ne sont pas totalement irréversibles. Lors des deux guerres mondiales, on a vu les femmes accéder en Europe à des tâches auxquelles elles n'avaient jamais eu accès. Elles sont devenues ouvrières d'usine, directrices d'entreprise, elles géraient les fermes, et dans les fermes elles se servaient des machines agricoles, etc. Le retour à la normale en a évincé un grand nombre. L'idée de leur capacité était acquise, mais elles ne sont pas pour autant restées au niveau qu'elles avaient atteint. C'est vrai aussi sur le plan politique. J'avais été frappée en son temps par la remise au pas de celles qu'on appelait les grandes héroïnes algériennes. Elles ont disparu du champ public à partir du jour de l'indépendance, il n'a plus été possible pour elles d'exister de la même manière dans la vie politique de leur pays.

Yasmine Marzouk : Sur ces crises de l'histoire, sur ces rapports entre variants et invariants, les Algériennes contrairement aux Tunisiennes n'ont pas bénéficié d'un code juridique individuel moderne dit « statut personnel de la femme » en terre d'Islam. Car le code des premières a été voté vingt-deux ans après la situation de crise qu'était la guerre, mais peut-on dire aussi que les Algériennes n'ont pas bénéficié de leur guerre car leur participation n'était pas généralement du côté du sang versé ?

Françoise Héritier : Bien sûr, on peut faire jouer des considérations historiques, mais plus profondément il apparaît qu'on les acceptait en treillis, en pantalon, en armes, lorsque le mouvement de libération avait besoin de tous les concours. Ces jeunes femmes, célibataires peut-être, étaient avec les hommes, participaient à des actions. Elles étaient impliquées. Je pense à Djamila Boudjedra, qui fut accusée de poser des bombes, prise et torturée. Elle était considérée comme une véritable héroïne. Mais elle a disparu de la vie publique dès l'indépendance acquise : c'est un cas individuel, mais il illustre la possibilité de réversibilité. Les progrès ne sont pas irréversibles. C'est important de savoir que l'histoire existe, mais elle ne va pas nécessairement vers des lendemains plus glorieux. L'histoire existe, il y a des changements, mais il ne faut pas croire que ce à quoi on est arrivé ne puisse être renversé. Je crois profondément à la nécessité de la vigilance, de la conscience et de la vigilance, pour empêcher que soit abattu ce qu'on a réussi à édifier.

Y. M. : *Justement, comment pourriez-vous expliquer aux étrangères en France, que ce soit des anthropologues qui aient défendu le droit à la différence alors que plupart de ces étrangères trouvaient fantastique de trouver en France un statut personnel de la femme. C'est au nom de la relativité culturelle qu'on a accepté le voile dans les écoles, qu'on a accepté la polygamie dans les institutions qui a permis le tour de rôle des épouses dont cela accélère la spirale de la contamination ?*

F. H. : C'est effectivement regrettable à dire, mais il y a un lien entre les théories relativistes prônant l'incomparabilité des cultures ainsi que l'impossibilité de généralisation, et des conceptions racistes : il n'y a pas meilleur défenseur de la différence culturelle que Le Pen. Il s'agit d'un détournement, mais il existe de fait. Dans le regard qui privilégie la différence des cultures plutôt que la recherche de niveaux de compréhension de type universel qui marchent pour toute l'humanité, il n'y a certes pas de racisme, mais on peut y arriver aisément par détournement : à travers la différence irréductible des cultures on postule l'impossibilité pour l'autre d'accéder à la nôtre et la nécessité de l'éviction ou du ghetto. Pour moi, en tant qu'anthropologue, je plaide pour la mise à jour de lois et invariants, c'est-à-dire des associations fondamentales entre concepts qui sont faites par toute culture, nonobstant la variabilité des contenus et leur valeur. Si ces invariants existent, existent aussi des possibilités d'adaptation et de transformation. Mais en tant que citoyenne, je pense qu'on accepte les lois du pays où l'on a choisi de vivre de façon délibérée, sinon il y aurait autant de droits qu'il y a de collectivités, ce qui est la mort du lien social.

CHAPITRE VI

DOCUMENTS ET RAPPORTS

LE CONSEIL NATIONAL DU SIDA : ORGANISATION ET FONCTIONNEMENT

Le Conseil national du sida a été créé par un décret du président de la République, en date du 8 février 1989. Cette initiative s'inscrivait dans le cadre du dispositif mis en place à la suite du rapport de Claude Got[1]. Celui-ci proposait une organisation complète et cohérente de la lutte contre le sida avec quatre démarches convergentes consacrées aux soins, à la prévention, à la recherche, à l'éthique et au social. L'installation, le 26 juin 1989 par Claude Évin, ministre des Affaires sociales et de la Santé, s'est faite dans les locaux du ministère. Il était naturel que cette réunion d'installation et d'investiture eût lieu dans les locaux de l'État, où le ministre, représentant la République, pouvait développer les missions confiées au Conseil (article 1). Mais l'indépendance même du Conseil, dans son esprit et dans sa forme, exigeait, symbole fort, son installation et l'organisation de son travail dans des locaux indépendants,

---

1. F. Héritier-Augé, « Sida : le défi anthropologique », *Médecines et Sociétés* 1, mars 1990, p. 13-19.

ce qui fut fait très vite. Toutefois l'indépendance du Conseil n'est pas seulement affirmée par l'éloignement des locaux ; elle l'est aussi par la recherche d'une autonomie de décision financière (délégation de signature, ordonnancement des dépenses) aussi utile que symbolique, mais que l'article 14 du décret de constitution (en contradiction avec l'article 1), bien obscur, ne facilite pas.

L'indépendance du Conseil c'est, avant tout, un état d'esprit et une manière de travailler. L'indépendance d'esprit est la raison même d'exister du Conseil. La décision politique qui l'institue parle d'une « autorité indépendante, lieu de dialogue, force de proposition, et de recommandation » (*Le Monde*, 4 novembre 1988) et le décret de création lui attribue clairement une vocation interministérielle. Dans un système démocratique, un tel organisme ne peut conseiller les pouvoirs publics avec pertinence, finesse, modernité et anticipation que s'il ne craint pas la réticence, voire la rancune du pouvoir et s'il peut répartir critiques et éloges avec la même sérénité, sérénité dont l'importance a été maintes fois démontrée au sein de la situation légitime d'impatience et d'urgence, de crise, créée par le sida. Mais précisons d'emblée que ce dernier point est un aspect très marginal de sa mission : celle-ci est, en effet, dynamique en nature, prospective plutôt que sanctionnante ou gardienne d'un ordre social que l'épidémie de sida vient incontestablement défier.

Pour réussir une telle mission, il faut donc assurer l'indépendance d'esprit des conseillers, dont certains seront très proches du pouvoir et d'autres de l'opposition, selon l'époque et selon leur mode de désignation. Mais il n'y a pas que les personnalités nommées directement par le politique dont il faut assurer la liberté d'esprit et de travail. Le mode de désignation pourrait mener certains à accepter de siéger au nom, et en porte-parole, de leur corps d'origine. Le Conseil a toujours lutté énergiquement contre les rares tentations de ce type. Les membres du Conseil, dans l'exercice de leur mandat, s'y expriment en leur nom propre et avec leur propre sentiment même si celui-ci est nécessairement façonné, pour chacun, par son histoire et son parcours.

Prenons l'exemple des pratiques médicales. C'est à l'Ordre des médecins qu'il appartient de définir les bonnes pratiques d'exercice professionnel (la déontologie) et de les faire respecter. À plusieurs reprises, le Conseil national du sida a souhaité entendre le président de l'Ordre, Louis René puis Bernard Glorion, et réciproquement. Ces deux Conseils nationaux ont des missions différentes, des objectifs différents, des modes d'action différents mais la convergence de leur réflexion sur le sujet du sida peut être indispensable, en amont pour l'élaboration d'un avis, en aval pour la mise en place, éventuellement, d'une nouvelle pratique.

Le Conseil national du sida est aussi très différent d'une section du Comité consultatif national d'éthique pour les sciences de la vie et de la santé, à laquelle certains voudraient parfois le réduire. Le Comité d'éthique est saisi des problèmes d'éthique *de la recherche* en sciences biologiques et médicales. Ses représentants décentralisés sont les CCPPRB (Comités consultatifs de protection des personnes dans la recherche biomédicale) qui s'expriment sur les programmes de recherche, y compris ceux consacrés au sida. Le Conseil utilise une approche éthique et morale pour tenter de répondre à court, à moyen, voire à long terme au défi social lancé par le sida. Il n'examine les protocoles de recherche que lorsque ceux-ci ont une dimension qui touche aux pratiques sociales (enquête sur la sexualité des Français, définition de « volontaires » pour des essais pré-vaccinaux, recherche-action en soins palliatifs, par exemple).

L'irruption du sida dans notre société a provoqué un défi scientifique, chacun le sait, puis un défi médical dont rendent matériellement compte 3 700 MF de dépenses directes annuelles de soins. Le problème social était d'une ampleur moins visible au début des années 80. C'est pourtant lui qui fermait le chemin de la prévention, seul traitement efficace d'une maladie *transmissible* spontanément fatale. C'est à l'affrontement de ce défi, c'est à l'élaboration de propositions constructives et si possible de solutions durables que travaille le Conseil. Pour cela il a choisi, au début, de construire une réflexion, négociée avec sérieux et profondeur, donc sans bruit et sans fureur, à partir de trois approches, obligatoirement intriquées et solidaires, issues de l'expérience de certains des conseillers. Ces approches avaient l'intérêt de souligner les changements entraînés par le sida et, par conséquent, la nécessité d'un accompagnement ou plutôt d'une adaptation (projetée et provoquée...) des représentations puis de l'organisation sociale. On peut, en effet, *a posteriori*, et schématiquement, affirmer que l'adhésion du groupe, son travail collectif et sa cohésion (très remarquable et persistante malgré les départs et les renouvellements institutionnels) se sont faits autour de trois expériences. La première est l'analyse théorique de la maladie, depuis l'observation anthropologique, des représentations du corps, des fluides biologiques, de la contamination[2]. La deuxième concerne la description du malade, réformateur social, dont le nouveau statut pèse massivement sur la réorganisation originale de la société et plus encore de ses sous-ensembles, à distance et à proximité. La troisième observe l'exercice des soins, son évolution moderne, ses liens avec les autres pratiques sociales et économiques et les mutations probablement décisives qu'il subit au temps du sida[3].

Les éléments fondateurs de notre doctrine s'appuient sur trois constats associés au sida : l'image tragique individuelle du destin, la perversion de l'identité individuelle et de la relation à autrui, les effets d'illusion spécifiques autour de la procréation et de la sexualité. Ces constats semblent engager naturellement tout un chacun vers un idéal sécuritaire et

---

2. *Ibid*.
3. A. Sobel, « Mutations viro-induites et adaptatives du savoir-faire médical », *Actions et recherches sociales* 3, septembre 1988.

donc constituer un barrage contre toute solidarité. De plus, le sida se déroule avec une triple spécificité : la contamination n'est pas perçue comme la maladie mais comme l'annonce de la maladie dans un délai imprévisible (et cette perception s'appuie sur la clinique sans intégrer les connaissances actuelles, infracliniques et abstraites, de la charge virale, qui plaident en faveur d'une continuité biologique) ; l'infection est irréversible et la capacité de transmettre inéluctable en l'absence de toute protection ; l'infection passe par les fluides du corps, à partir desquels est bâtie, de manière profondément archaïque, notre façon de penser la vie, l'identité, la parenté, la filiation, l'alliance matrimoniale.

Le sida pose aussi le problème de la conciliation entre éthique et efficacité. Notre route mêle profondément les droits et devoirs de l'individu d'une part, les droits et les devoirs de la société d'autre part. En cas de conflit, on choisit maintenant en France le droit de l'individu sans pour autant négliger la protection du corps social. L'analyse attentive des situations qui ont déterminé les saisines du Conseil national du sida de 1989 à 1994 montre pourtant que les vrais conflits individu-société sont rares et souvent artificiels dans ce domaine. Pour des thèmes aussi significatifs que ceux du dépistage et du secret médical, l'efficacité sociale est du même côté que la protection de l'individu. Ceux qui ont pensé protéger d'abord la collectivité plutôt que l'individu ont en réalité privilégié leur idéal sécuritaire inconscient plutôt que l'efficacité. Le sida met, en effet, en danger les grands principes de notre société : liberté, égalité, solidarité. Et pourtant une lutte active et efficace contre ce fléau ne justifie aucun compromis avec ces principes, bien au contraire. Les principes démocratiques nécessitent la confiance et l'action, de même que l'efficacité s'oppose à la défiance, à la fraude, à l'enfermement, à l'isolement, à l'exclusion.

Si le sida met en question nos idées de solidarité, il sert de révélateur aux contradictions profondes de notre morale individuelle, notamment à l'égard des problèmes de la sexualité. Plus largement, il sert de révélateur aux difficultés de notre société occidentale, comme il met en lumière celles des autres sociétés face à l'épidémie devenue planétaire. Si le sida est un formidable révélateur, le malade est devenu le réformateur social. Alors que le malade est longtemps resté une « figure de douleur, reflet de dieu agonisant », les personnes vivant avec le VIH inscrivent, en particulier au sein des mouvements communautaires, « leurs efforts dans un vouloir où nous sommes tous capables de nous reconnaître ». Le malade, qui expérimente la mutation de la relation médecin-malade et la provoque, bouleverse sa propre relation avec l'équipe hospitalière qui s'adapte et se réorganise jusque dans la resocialisation du deuil. Il accède à un meilleur équilibre de la relation de pouvoir médical, transforme, enfin, la relation de la société à la maladie. « Médiateur entre des courants sociaux souterrains et l'institution de soins – institution des plus centrales de nos sociétés –, il déplace les affections, les expertises qui partagent la santé et la maladie, la vie et la mort, le pluralisme de la vie privée et le droit à la solidarité, il ne fait plus communiquer seulement paupérisme et santé comme au xixe siècle, mais liberté et santé[4]. »

La pratique médicale subit des mutations professionnelles et déontologiques importantes. Les actes cliniques de consultation (examen, prévention et orientation) concernent des « non-patients ». Mais le contenu même de l'acte médical est transformé par le retour spectaculaire à la tradition clinique, par un dialogue massivement indiscret qui explore à des fins authentiquement médicales les parcours de plaisir, les rites sexuels, les trajectoires sociales. Investi d'un nouveau statut, le praticien doit nécessairement adapter ses connaissances, sa compétence, son expérience et sa relation à autrui. La démarche diagnostique subit une clarification qui touche aussi la prescription thérapeutique. Mais les modifications « techniques » de l'acte médical ne

---

4. *Ibid.*

résument pas les mutations « viro-induites ». Le praticien replace son intervention dans un parcours médico-social entre la prévention en amont et l'intégration des personnes vivant avec le VIH en aval, parcours social qui est un long cheminement entre ce que l'on appelle la prise de risques (qui n'est autre qu'une démarche personnelle, intime, associée à un sentiment de culpabilité), d'une part, et une situation de fragilité (voire d'infirmité) sociale et de mort annoncée, d'autre part.

L'analyse anthropologique de la maladie, l'observation du nouveau statut social acquis par le malade, le sentiment du soignant d'exercer une pratique bouleversée, s'inscrivent dans une histoire tragique vécue individuellement, où s'expriment la détresse et l'angoisse, la solitude et la rancune, le sentiment d'injustice et d'abandon au milieu d'une situation de crise. Au même moment, une partie notable de la société verse progressivement, sous l'effet de la crise économique, dans le désespoir et la fatalité puis dans la tentation sécuritaire et l'agressivité. Dans ce contexte, le Conseil national du sida doit exprimer un sens aigu de l'équilibre et des arbitrages, il doit savoir anticiper les difficultés sociales et imaginer, créer des réponses avec solidarité et sang-froid. Cela n'est possible qu'en restant à l'écoute attentive des demandes, des souffrances individuelles, préalable indispensable à l'organisation d'une dynamique collective. Les femmes et les hommes d'horizons divers, de parcours différents et d'expériences variées qui ont composé et composent le Conseil auront tous eu cette naturelle exigence et le souci de conseiller les pouvoirs publics avec sagesse mais plus encore avec finesse et fermeté, sens du long terme et sérénité.

L'exécutif saisit le Conseil dès le 26 juin 1989 sur deux sujets qui resteront emblématiques de son travail et de sa mission. Le problème de l'adaptation des contrats d'assurance à une situation de mort annoncée s'avéra bientôt être autre chose qu'une demande d'aménagement socio-économique. Tous les partenaires de cette affaire cherchaient un avantage catégoriel et il devint vite évident qu'une « négociation », démarche politique normale, coûterait cher à notre vision éthique et philosophique sans faire avancer le problème. Le conflit naquit de l'opposition entre la volonté de certains patients et de leurs proches de faire « plier » les assurances (même et surtout au prix d'une reconnaissance identitaire de la séropositivité, voire de l'homosexualité) et des compagnies terrifiées à l'idée d'engloutir des fortunes pour couvrir des vagues de contrats. La conséquence visible était et reste encore un climat de suspicion mutuelle ; le secret médical bafoué ou en risque constant de l'être ; la mise en cause d'une politique de prévention visant à protéger les *séronégatifs* en « assimilant » socialement les *séropositifs*. Le Conseil essaya, seul, de montrer l'étroitesse du problème et qu'il valait mieux accepter quelques manquements dans la transparence et la confiance institutionnelle que de voir imposées celles-ci en même temps que la fraude, inévitable en cas de règlement restrictif, et la rancune. L'exécutif ne suivit pas le Conseil et mit sur pied une convention, véritable transaction sans garantie d'exécution qui valorisait habilement les nouveaux partenaires sociaux. La convention, bien que largement tournée à leur avantage par les assurances, fut mal reçue par les employés des guichets. Finalement, le nombre de candidats fut infime et l'opération inefficace. Il reste cependant du travail du Conseil, à l'occasion de cette saisine, la découverte et la probable destruction du fichier central des assurances dit des « risques aggravés ».

La saisine sur la déontologie de l'information concernait évidemment l'information médiatique sur le sida. Cette saisine n'a pas abouti à un rapport ni à un avis au cours des cinq premières années de mandat. Différentes approches ont contribué à en explorer des aspects partiels. On peut citer l'excellent rapport du Comité d'éthique, *La Déontologie de la transmission de l'information scientifique*, publié dans la disgrâce médiatique le 1er décembre 1994, le travail de D. Marchetti commandé par le Conseil sur la gestion médiatique de l'affaire du sang contaminé, le rapport sur la presse populaire, les travaux de Cl. Herzlich et J. Pierret, le colloque d'Arcat, *Information et sida*, de novembre 1992 à la Grande Arche de la Défense, auxquels s'ajoutent les communiqués du Conseil sur des points particuliers de l'information (communiqués numéros 6, 10, 11 et 15). Mais en l'absence de processus consensuel des professionnels de l'information sur leur propre déontologie (ce que nous ont confirmé les auditions de 1990 sur le sujet), de la difficulté pour ces mêmes acteurs de se pencher modestement et impartialement sur la critique de leur exercice, un rapport d'ensemble du Conseil reste difficile à établir, malgré tout le travail accompli. En 1994, une nouvelle saisine ministérielle sur les déterminants éthiques et moraux de la communication de *prévention* est venue opportunément limiter l'objectif et déplacer l'objet d'analyse vers la Direction générale de la santé.

Les autres saisines ont, pendant la période 1989-1994, abouti à 20 avis et rapports, à 19 communiqués. Pour l'essentiel, ces avis ont été suivis par les pouvoirs publics et ont contribué à façonner une philosophie de l'adaptation sociale à l'épidémie de sida qui n'a guère d'équivalent à l'étranger. Le rapport remis au Premier ministre par Luc Montagnier et ses collaborateurs le 1er décembre 1993[5] a fait une large recension du dispositif de lutte contre le sida et a proposé quarante-neuf points d'innovation ou d'amélioration. La proposition 4 félicite le Conseil national du sida pour la qualité et l'originalité du travail accompli. Il est demandé aux pouvoirs publics de saisir encore plus fréquemment le Conseil et, par conséquent, d'étendre encore son champ d'intervention. Le rapport note cependant avec pertinence que ce travail en profondeur gagnerait à être mieux connu, mieux valorisé, ne serait-ce que pour mieux

---

5. L. Montagnier, *Le Sida et la société française*, Paris, La Documentation française, 1994.

inviter au changement et participer à la transformation sociale en cours. Cette critique productive conduira le Conseil à mieux gérer sa politique d'information. La lisibilité des messages est en effet essentielle dans l'épidémie de sida, comme l'est la valeur formative de l'information.

À l'occasion de ce rapport, nous avons questionné notre démarche, qui se veut empreinte de réalité, de rigueur, de durée et d'universalité. Pour rendre compte de ces regards et de ces objectifs, quelques membres du Conseil, parmi ceux qui sont depuis l'origine dans ses rangs, ont été sollicités d'écrire leur sentiment car s'il est bon qu'un Conseil parle d'une seule voix, il ne faut pas que cette voix soit totalement anonyme.

Un des principes qui a toujours été le nôtre a été de maintenir clairement notre originalité et notre cap. S'il nous a fallu toujours nettement dissocier notre action de celle des pouvoirs publics, nous avons toujours dû le faire également à l'égard des associations et des organismes militants. Le Conseil n'exprime que lui-même mais il le fait sur chaque sujet après de nombreuses consultations et beaucoup de réflexion. Ainsi a-t-il préservé son indépendance d'esprit, un certain recul (mais sans distance), le sérieux universitaire fortement réclamé et accepté à l'intérieur même du Conseil. Le sens du long terme, la vision universaliste des problèmes éthiques et sociaux de l'épidémie de sida en Occident l'ont préparé à aborder maintenant une nouvelle étape de sa mission. La légitimité acquise et affirmée autorise des investigations plus exigeantes encore, ou plutôt plus périlleuses concernant les politiques publiques par exemple, mais aussi les pays en voie de développement où se trouvent désormais des enjeux essentiels du sida.

En préparant ce rapport d'activité, comme dans notre travail au jour le jour, nous n'avons pas cessé de penser aux victimes du sida et à leurs proches.

RAPPORT SUR LE DÉPISTAGE

Le Conseil national du sida a été saisi de la question du dépistage systématique ou obligatoire du VIH, pour ce qui concerne les examens prénuptiaux, par le cabinet de M. Bruno Durieux, ministre délégué à la Santé, par lettre reçue le 15 novembre 1991. Il a fait l'objet quelques jours plus tard d'une saisine du même ordre concernant le dépistage lors des examens prénataux et du service national. Devant l'urgence, et après une première délibération lors de sa séance plénière du 3 décembre 1991 consacrée à l'examen d'autres avis, le Conseil national du sida a fait savoir officiellement qu'il était opposé à « toute mesure hâtive (disposition législative, décret ou amendement à un décret déjà existant) qui aurait pour effet d'imposer un dépistage lors des examens prénuptiaux et prénataux ».

Lors de sa séance plénière du 18 décembre 1991, il rend public le rapport et l'avis suivant :

Le Conseil national du sida s'oppose au caractère obligatoire par voie législative ou décrétale, du dépistage du VIH.

Sensible à la question de la santé publique, il considère en effet que l'obligation, dans les circonstances prévues ci-dessus, n'est pas la manière la plus appropriée de la protéger, pour des raisons d'ordre éthique et de droit, d'une part ; d'efficacité et de fait, d'autre part.

A. Arguments d'éthique et de droit

1. Le caractère obligatoire contrarie l'approche médicale du consultant et entrave le suivi thérapeutique et psychologique. Dans le cas du VIH et du sida, maladie transmissible et non contagieuse, l'annonce du statut de séropositivité, qui concerne la vie à venir de l'intéressé, faite froidement et parfois par simple voie administrative (courrier de laboratoire ;

attestation administrative que l'examen a bien été pratiqué), aura le plus souvent des effets négatifs : angoisse et solitude pour le sujet, maintien dans la méconnaissance de ce qui lui est possible de faire pour sa propre protection et pour celle de ses partenaires. Si le test était rendu obligatoire par voie législative ou décrétale lors de circonstances particulières de la vie, il ne serait qu'une formalité éventuellement sans suivi. Il entraînerait une fuite de responsabilité des patients et la perte de la confiance nécessaire entre le médecin et son patient qui se manifeste à travers le dialogue et le suivi. L'information des personnes non atteintes n'apparaîtrait plus indispensable.

2. Les tests de dépistage obligatoire du VIH sont contraires à l'esprit de nos engagements internationaux, notamment aux Principes directeurs sur la formulation des politiques du Programme des Nations-Unies pour le développement, qui stipule en son article k : « Les tests de dépistage du VIH-sida doivent être effectués avec l'assentiment exprès et librement consenti des intéressés, ainsi qu'assortis de conseils préalables et postérieurs et d'une garantie de confidentialité », et à la résolution en ce sens du Conseil des Communautés européennes et des ministres de la Santé des États membres réunis le 22 décembre 1989, qui affirme que « les tests de diagnostic appropriés doivent être largement accessibles sur une base volontaire et confidentielle dans le cadre des systèmes de santé publique ». Il serait dommageable pour l'image de la France, à l'heure où l'Europe se construit, qu'elle se donne une législation contraire à l'esprit européen. À l'heure actuelle, seules la Bulgarie et l'URSS ont recours au dépistage obligatoire en certaines occasions.

3. Il existe, notamment lors de l'incorporation sous les drapeaux, mais aussi dans les autres occurrences, des risques très nets de dérapage si la confidentialité n'est pas strictement préservée. L'exemple de quelques États des États-Unis qui ont recouru pendant un temps à des tests lors de circonstances particulières de la vie est significatif :

ils y ont renoncé. Mais sur le plan fédéral, la séropositivité reconnue interdit, par exemple, « toute nomination ou tout engagement » dans l'armée.

B. Arguments d'efficacité et de fait

1. Il existe une période de latence entre la contamination et la séroconversion. Un test pratiqué dans cette période et concluant à la séronégativité peut conduire l'individu à un sentiment fallacieux de sécurité, s'il n'est pas informé de ce fait. Il faudrait en conséquence refaire le test périodiquement, si l'on veut maintenir le cap d'une politique fiable de santé publique. S'il y avait au contraire le dialogue souhaité et les explications nécessaires fournies par les médecins ou éventuellement d'autres intervenants sanitaires et sociaux, la responsabilisation de l'individu serait rendue plus aisée.

2. Enfin, le rapprochement fait avec d'autres formes de dépistage, notamment la syphilis, lors de l'examen prénuptial, est fallacieux. D'une part, il concerne un mal qui peut être actuellement traité ; d'autre part, il n'existe pas de preuve que le dépistage systématique de la syphilis ait limité sa transmission.

En revanche, le Conseil national du sida souhaite que leur mission de prévention soit fortement rappelée aux praticiens libéraux et hospitaliers et aux autres intervenants sanitaires et sociaux et qu'ils soient incités à proposer de façon normale et régulière un dépistage du VIH dans toutes les circonstances de la vie où ils le jugent utile, en fournissant au consultant toutes les informations nécessaires pour obtenir son consentement libre et éclairé. Cela implique l'obligation de fournir au consultant les explications avant le test ; de s'assurer que les résultats quels qu'ils soient ont bien été communiqués au consultant et sont compris par lui ; et d'assumer ensuite non seulement la prise en charge thérapeutique et psychologique de ce dernier s'il se révèle positif, mais aussi les explications nécessaires en cas de négativité, pour que la personne concernée puisse conserver ce statut. Rappelons que plus de 99 % de la population est séronégative et devrait, grâce à la prévention, le rester.

Le Conseil préfère le vocable « régulier » à celui de « systématique » qui équivaut dans l'esprit du public à la notion d'obligation et à celle d'une médecine non réfléchie. Les circonstances où ce test pourrait être proposé devraient être étendues non seulement aux examens prénuptiaux et prénataux, mais aussi à l'occasion de consultations dans les Centres de protection maternelle et infantile, les Centres de consultation pour les maladies sexuellement transmissibles, les Centres de consultation pour la contraception, les Centres d'accueil pour toxicomanes, et de toute autre démarche médicale où cela apparaît utile. Tous ces lieux lui paraissent être plus appropriés au dépistage que le moment du mariage qui ne constitue pas en soi un facteur de risque particulier.

Le Conseil rappelle l'importance des Centres de dépistage anonyme et gratuit, dont l'action devrait être largement diffusée et soutenue, et qui œuvrent effectivement dans le sens de la responsabilisation des personnes en respectant la confidentialité, tout en assurant la protection de la santé publique.

Enfin, le Conseil approuve la proposition de remboursement à 100 % du test, dans tous les cas où, régulièrement proposé, le test est accepté par le patient. Il souhaite que davantage de moyens soient mis à la disposition des Centres de dépistage anonyme et gratuit, des dispensaires antivénériens et autres lieux de détection cités ci-dessus.

C'est dans le respect des droits de l'homme et dans la responsabilisation des acteurs et de toute la population que se conduit de la meilleure manière possible toute politique de prévention et de santé publique.

Le sida a souvent été le révélateur de dysfonctionnements plus généraux. La plupart des avis du Conseil, notamment ceux sur la protection des personnes contre les discriminations, les assurances, les prisons, le secret médical, rappellent le droit de la personne malade en général.

La situation spécifique de la personne séropositive – n'ayant aucun symptôme mais dont l'avenir lointain est hypothéqué – a permis de conduire une réflexion qui trouvera des échos devant le développement de la génétique et de la médecine prédictive. Il est souvent tentant d'opposer l'intérêt individuel (respect du malade) et l'intérêt collectif (protection de la société). Quel que soit le sujet, nous avons à maintes reprises constaté que la meilleure protection de la société passe d'abord par le respect de la personne malade et que ces deux objectifs ne sont pas contradictoires. Cela fonde l'attachement du Conseil au secret médical, à la non-obligation du test.

Avis

À la suite de son rapport, le Conseil national du sida a rendu l'avis suivant :

Le Conseil national du sida s'oppose fermement aux propositions d'instituer un dépistage obligatoire ou systématique du VIH à l'occasion de consultations prénatales, prénuptiales et du service national.

L'utilité thérapeutique de connaître une séropositivité par le VIH ne peut être discutée : les traitements précoces peuvent allonger la période sans symptômes de l'infection. Mais cette utilité qui nécessite l'accord et l'acceptation de la personne atteinte n'est pas garantie par la nature obligatoire du test quelles qu'en soient les circonstances.

Au contraire, le caractère obligatoire du test aurait inévitablement pour effet de dispenser les praticiens et les autres intervenants sanitaires et sociaux de la mission d'information, d'orientation et de conseil habituellement associée à une proposition personnalisée de test dans le cadre d'un dialogue singulier.

(Texte adopté lors de la séance plénière du 18 décembre 1991.)

PRISONS, SIDA ET CONFIDENTIALITÉ

Préambule

Le Conseil national du sida, lors de la séance plénière du 27 septembre 1990, a pris l'initiative de se saisir de la question des situations médicales sans absolue confidentialité, et a situé sa réflexion dans le cadre de la médecine en milieu militaire, hospitalier et pénitentiaire, ainsi que de la médecine du travail. Le premier thème abordé a été celui de la médecine en milieu pénitentiaire, qui fait l'objet du présent rapport et de l'avis qui le suit.

Pour des raisons de confidentialité, l'ensemble des données recueillies par le Conseil au cours de son travail préparatoire a été rendu anonyme, à l'exception des citations provenant de textes publiés.

Le Conseil national du sida n'a pas en effet pour mission de procéder à des enquêtes administratives ou de mettre en cause des personnes; il souhaite attirer l'attention des pouvoirs publics sur les problèmes structurels qu'il a pu constater.

Introduction générale

La réflexion du Conseil national du sida sur la confidentialité en milieu carcéral se veut inscrite dans la réalité de l'univers pénitentiaire. À cette fin, les conseillers, en séance plénière ou en groupe de travail, ont procédé à l'audition de différents acteurs de cet univers (responsables de l'administration pénitentiaire, représentants des personnels de surveillance, médecins, infirmières, psychologues, éducateurs, membres du groupe AIDES-Prison) et se sont rendus dans quatre centres de détention.

Ce rapport n'a pas la prétention d'être exhaustif, puisque le Conseil national du sida n'a ni l'ambition ni les moyens de lancer une enquête d'ampleur nationale. Mais si les pages qui suivent se limitent à rendre compte de quelques situations particulières, l'observation a permis de mettre au jour un certain nombre de dysfonctionnements structurels, sur lesquels le Conseil entend attirer l'attention des autorités de tutelle. En effet, comme le note un acteur et observateur de l'univers carcéral, il existe un décalage entre « les objectifs définis réglementairement, par voie de circulaire, dans le domaine de la santé en prison » pour l'infection à VIH, qui sont « conformes aux règles éthiques médicales, aux recommandations de l'Organisation mondiale de la santé, du Conseil de l'Europe », et « l'application » de ces textes, « qui fait défaut »[6].

Les problèmes soulevés par la confidentialité en milieu pénitentiaire s'inscrivent dans le contexte plus large de l'irruption du sida dans l'univers carcéral au cours de la dernière décennie[7]. Cette irruption a entraîné à l'époque une vague de panique dans les prisons, en raison des incertitudes qui régnaient au début des années 1980 sur les modes de contamination. L'auteur d'un livre consacré à *La Santé incarcérée. Médecine et conditions de vie en détention*, y décrit ainsi l'atmosphère qui prévalait alors : « Il a fallu, au moment de l'accueil des premiers détenus atteints de sida, bien préciser les conditions du risque de contamination. Un détenu séropositif menaçait les surveillants : "Le premier qui m'approche, je le mords !" On s'interrogea donc sur les

---

6. P. Espinoza, « L'ombre du second choc sida. Sida, toxicomanie et système pénitentiaire », *Revue française des affaires sociales* (hors-série : « Les années sida »), octobre 1990, p. 63-96.

7. Pour l'évolution générale des prisons, voir par exemple J.-G. Petit *et al.*, *Histoire des galères, bagnes et prisons, XIIIe-XXe siècle. Introduction à l'histoire pénale de la France*, Toulouse, Privat, 1991. Sur l'évolution de la population pénale depuis 1971, voir par exemple : Infostat Justice, *Bulletin d'information de la sous-direction de la statistique, des études et de la documentation*, ministère de la Justice, Direction de l'administration générale et de l'équipement, 25, octobre 1991.

risques contaminatoires de la salive, non seulement sur les plaies, mais par simple contact avec un crachat ou avec la trace laissée sur le bord d'un verre, par exemple. Un détenu nous disait même en plaisantant : "Attention, j'ai le baiser qui tue!" Et la contamination par la main qui vient d'essuyer une larme, puisque toutes les secrétions biologiques sont riches en virus ? Autant de soupçons qui motivèrent les quelques refus individuels d'accompagner des contaminés, moins nombreux toutefois que dans la police ou la gendarmerie où l'information semble avoir circulé plus tardivement. Certains procès ont dû être reportés parce que l'escorte refusait d'assurer le transfert des détenus porteurs du virus depuis la prison ou le service hospitalier de médecine pénitentiaire jusqu'au palais de Justice. Ces faits remontent à quelques années, mais paraissent déjà très lointains ; ils datent de la période archaïque de l'invasion. Depuis, l'information est venue et la peur a été mieux canalisée[8]. »

Le Conseil national du sida a constaté cette évolution. Alors qu'en 1985-1986, selon un surveillant, le sida avait provoqué une psychose dans le personnel pénitentiaire, le sida serait aujourd'hui entré dans les mœurs ; un surveillant-chef estime, avec l'approbation de ses collègues, qu'il « serait abominable de les [les détenus séropositifs ou malades] mettre à part ». Cette attitude est liée étroitement à la diffusion de l'information sur la maladie : dans un établissement, le directeur a fait distribuer des dépliants d'information et des stages de formation sida/toxicomanie pour le personnel de surveillance ont été mis en place. Certes, des zones d'ombre demeurent : le moindre incident provoque l'inquiétude du personnel de surveillance et indique que les peurs et les fantasmes, en apparence maîtrisés, peuvent aisément faire leur réapparition. Ainsi constate-t-on que tout dérapage télévisuel, sur une éventuelle transmission du VIH par la salive par exemple, pose dans les lieux de détention des

---

8. D. Gonin, *La Santé incarcérée. Médecine et conditions de vie en détention*, Paris, Éditions de l'Archipel, 1991, p. 186-187.

problèmes considérables. Il reste que les efforts entrepris depuis plusieurs années ont eu pour conséquence d'inscrire le sida au quotidien dans l'univers pénitentiaire.

Présence du sida en milieu pénitentiaire

Encore faut-il distinguer en fonction des différents types de lieux de détention : les maisons d'arrêt, qui reçoivent « les inculpés, prévenus et accusés soumis à la détention provisoire » (art. 714 du Code de procédure pénale), et les établissements pour peines, où « les condamnés purgent leur peine » (art. 717). En fait, il faut affiner cette distinction[9]. Les maisons d'arrêt regroupent également, « à titre exceptionnel », « les condamnés auxquels il reste à subir une peine d'une durée inférieure à un an ». Il existe une maison d'arrêt auprès de chaque tribunal de grande instance, de chaque cour d'appel et de chaque cour d'assises, avec des exceptions, soit au total 150 maisons d'arrêt en France. Les établissements pour peines se divisent en plusieurs types de prisons, où sont répartis les détenus « compte tenu de leur catégorie pénale, de leur âge, de leur état de santé et de leur personnalité » (art. 718). On peut distinguer les maisons centrales (type Clairvaux), réservées aux détenus ayant de très longues peines à purger et aux détenus jugés dangereux et les centres de détention, destinées à des détenus jugés moins dangereux ou ayant des peines moins longues à purger. Enfin, il faut mettre à part les établissements spécialisés, tel l'Établissement d'hospitalisation publique nationale (ex-hôpital) de Fresnes.

Ces distinctions administratives sont importantes pour comprendre la présence et les effets de l'infection à VIH en milieu carcéral. Au total, les statistiques du ministère de

9. F. Sanchez et P. Bertau, *La Prise en charge de l'infection à VIH en milieu carcéral : préenquête sur quatre sites, rapport de préenquête, convention GRES 31-ANRS*, Toulouse, 1991.

la Justice indiquent qu'en 1991, le nombre de personnes séropositives connues, à un jour donné, des services médicaux dans les prisons françaises s'élevait à 2 283 personnes, soit 4,3 % d'une population pénale, au même jour, de 52 220 personnes (soit une augmentation de 0,7 % par rapport au 8 juin 1988, où cette proportion était de 3,6 %). Sur ces 2 283 personnes, 1 584 étaient des séropositifs asymptomatiques, 523 avaient développé des formes mineures d'infection, et 176 un sida déclaré. Ce taux national de séropositivité dans l'univers carcéral variait considérablement selon les régions : il était de 7,8 % dans les établissements de la Direction régionale de Paris, avec des pointes de 10 % à 15 % dans certains établissements de la région parisienne[10].

On constate que les établissements les plus concernés par le VIH sont, d'une part, les maisons d'arrêt et, d'autre part, les établissements sanitaires spécialisés. Au contraire, les établissements pour peines qui regroupent des condamnés de longue durée sont moins affectés. Selon des statistiques du ministère de la Justice au 31 mai 1989, 90 % des détenus séropositifs connus des services médicaux étaient placés en maison d'arrêt, 7,3 % en centre de détention, 1,7 % en maison centrale. Au 1er juillet 1991, les maisons d'arrêt comptaient 1 951 détenus séropositifs connus, dont 128 cas de sida ; les établissements pour peines comptaient 306 séropositifs connus, dont 26 cas de sida. Au total, 59 détenus étaient hospitalisés, dont 26 à l'EHPNF de Fresnes et 33 dans les hôpitaux généraux[11].

---

10. Ministère de la Justice, Direction de l'administration pénitentiaire, *L'Administration pénitentiaire et la lutte contre le sida : bilan 1991*, Paris, juin 1992, p. 2.

11. Pour 1989 : F. Hausser, « Sida et prison : quelles politiques, quelles règlementations ? », in *Sida et droits de l'homme. L'épidémie dans un État de droit*, Strasbourg, Gersulp, 1990, p. 202. Pour 1991 : Ministère de la Justice, Direction de l'administration pénitentiaire,

Le Conseil national du sida a pu constater le caractère important mais variable de la proportion de détenus séropositifs :

– Dans tel grand établissement prévu pour 2 500 personnes, mais qui en abrite dans la réalité quelque 5 000 à un moment donné de l'année (en flux, 12 500 entrants par an), on estime qu'il y a environ 1 000 séropositifs à un moment donné, soit environ 20 % de la population totale. Ces séropositifs sont à 45 % des étrangers (dont 40 % de Maghrébins).

– Dans tel autre établissement, qui reçoit un flux annuel d'environ 6 000 entrants, 12 % des entrants annuels sont séropositifs (soit environ 720 personnes). Si l'on ne raisonne plus en termes de flux, on peut estimer à environ 200 le nombre de détenus séropositifs à un moment donné de l'année.

– Tel autre lieu de détention offre un exemple d'un genre tout différent. Il comprend au maximum 127 places : au jour de la visite de la délégation du Conseil, 96 personnes y sont détenues ; le nombre de détenus séropositifs est évalué à 4 ou 5.

Dans tous les cas, il existe une forte corrélation entre toxicomanie et séropositivité.

VIH et toxicomanie

Toutes les observations et analyses de l'épidémie à VIH en milieu pénitentiaire soulignent la forte corrélation, voire la stricte adéquation entre toxicomanes et séropositifs parmi les détenus[12].

L'Administration pénitentiaire et la lutte contre le sida : bilan 1991, Paris, juin 1992, p. 2.

12. Voir notamment P. Espinoza, art. cit., p. 72 : « La toxicomanie est donc étroitement liée à l'infection par le V. I. H. dans le système pénitentiaire » ; et p. 73 : « Un taux de séropositivité de 30 à 40 %

Les enquêtes du Conseil national du sida le confirment : dans chaque établissement visité, il est apparu que toxicomanie et séropositivité étaient des phénomènes qui se recouvraient complètement. Dans tel établissement, sur 6 000 entrants, 25 % (soit 1 500 personnes) sont des toxicomanes (2/3 en intraveineuse, 1/3 en prise nasale ou « sniff »), dont 40 % sont séropositifs. Sur les quelque 720 détenus séropositifs (en flux), 90 % (soit environ 650 personnes) ont été contaminés par injections de drogue et 3 % (22 personnes environ) par voie sexuelle (essentiellement homosexuelle)[13]. La toxicomanie constitue donc, de loin, le principal facteur de contamination des entrants. Dans tel autre établissement, on estimait à 25 ou 30 le nombre de séropositifs, sur un total de 400 détenus (6,25 à 7,5 %). La quasi-totalité de ces personnes étaient des toxicomanes.

VIH et (homo)sexualité

Cette corrélation forte entre VIH et toxicomanie ne doit pas conduire à occulter le problème de la sexualité en milieu carcéral, sur lequel les avis divergent fortement.

Au cours des visites dans les différents établissements, la délégation du Conseil national du sida a abordé à plusieurs reprises le sujet. Dans tous les cas, ses interlocuteurs – observateurs et acteurs de l'univers carcéral – ont nié, sinon l'existence, du moins l'importance, de la sexualité en prison. Tel estime qu'il n'y a pas d'homosexualité dans le cas des maisons d'arrêt, où les détenus ne restent pas suffisamment longtemps pour remettre en cause leurs valeurs qui sont, en règle générale, de type machiste.

---

reflète globalement la situation pour l'ensemble de la population toxicomane française ».

13. L'origine de la contamination des 7 % restants n'est pas déterminée.

Plus largement, l'Administration pénitentiaire ne reconnaît pas l'existence de relations sexuelles, avec ou sans consentement, dans les différents établissements dont elle a la tutelle. Comme le notent les auteurs d'une étude sur la sexualité en prison, « officiellement, il n'y a pas d'homosexualité en prison! Cette assertion déborde largement les cadres officiels : détenus, surveillants, voire médecins ne semblent pas loin de partager cet avis. Du moins en maison d'arrêt. Les détenus sont loin de revendiquer cet aspect de la sexualité. L'annonce erronée d'une distribution généralisée de préservatifs en prison a ainsi provoqué d'importants mouvements d'humeur dans la population pénale qui refusait que soit accolée à sa collectivité l'image d'une "sexualité déviante et stigmatisante"[14]. »

Il reste que ces auteurs, comme d'autres observateurs, estiment que le silence sur l'existence de relations sexuelles entre détenus ne doit pas être confondu avec l'inexistence de ces relations :

« Comment pourrait-il en être autrement quand, par exemple, les détenus vivent vingt heures sur vingt-quatre à quatre pour quelques mètres carrés sans le minimum d'intimité pour les ablutions et leurs besoins naturels[15] ? » Un interlocuteur du Conseil national du sida estime que les relations sexuelles dans les prisons, de nature homosexuelle, ne sont pas perçues comme telles par les détenus, et sont donc vécues comme une sexualité non homosexuelle.

Sans doute faut-il distinguer entre les établissements pour peines, où l'existence de relations sexuelles entre les détenus est peut-être plus fréquente (quoique non reconnue et admise), et les maisons d'arrêt. Mais nier

---

14. B. Gravier et P. Lamothe, *La Sexualité en prison : un comportement à risque*, communication présentée à la cinquième Conférence internationale sur le SIDA, Montréal, 4-9 juin 1989, cité par D. Gonin, *op. cit.*, p. 173.

15. *Ibid*.

complètement l'éventualité de relations sexuelles paraît dangereux : en évacuant ainsi la question d'une possible transmission par voie sexuelle de l'infection à VIH en milieu pénitentiaire, n'empêche-t-on pas tout discours rationnel sur la prévention ?

Le problème est d'autant plus délicat qu'il existe au sein de l'univers pénitentiaire un certain consensus entre détenus surveillants et médecins pour ne pas aborder le sujet. Il n'empêche que la présence possible de relations sexuelles (comme de drogue) dans les prisons, alors même qu'une partie de la population carcérale est contaminée par le VIH, doit être envisagée. C'est ce qu'a admis l'Assemblée parlementaire du Conseil de l'Europe, qui a adopté le 30 juin 1988 la Recommandation 1080 « relative à une politique européenne coordonnée de la santé pour prévenir la propagation du sida dans les prisons », qui indique en son alinéa 11 que « l'existence de l'homosexualité et celle de la toxicomanie par voie intraveineuse dans les prisons, qui toutes deux entraînent un risque considérable de propagation de l'infection à VIH, parmi la population carcérale et ultérieurement en dehors de la prison, doivent être pour l'instant admises comme étant des réalités »[16].

Il apparaît donc nécessaire de prendre en compte l'existence de possibles relations sexuelles et la présence possible de drogue dans le monde carcéral, sans pour autant dramatiser la situation. En effet, une enquête financée par la Direction générale de la santé en 1988 conclut au caractère « exceptionnel, et nullement comparable à la situation aux États-Unis, en Italie, en Espagne », de l'usage de drogue en intraveineuse pendant la détention en maison d'arrêt et ajoute que « les risques de contamination, en maison

---

16. Conseil de l'Europe, *Recommandation 1080 (1988) relative à une politique européenne coordonnée de la santé pour prévenir la propagation du sida dans les prisons*, Strasbourg, 1988.

d'arrêt, par relation homosexuelle, paraissent réels, mais peu fréquents »[17].

Soins et demande de soins

Le constat fait en matière de soins et de demandes de soins permet de souligner quatre caractères principaux :
– Le premier point, observé dans tous les lieux de détention visités, concerne les demandes des détenus en matière de soins et de prise en charge de la santé.

Souvent socialement marginalisés, les détenus tolèrent mal les frustrations engendrées par la détention et conjuguent demandes de soins et de maternage avec des exigences nouvelles en matière de santé. C'est particulièrement le cas chez les toxicomanes, dont les comportements habituels traduisent une grande négligence de leur corps : certains semblent utiliser leur séjour en prison de manière plus ou moins délibérée pour se préoccuper de leur corps et de leur santé. Ce premier contact avec le système de santé peut être divisé en trois niveaux de pathologie : d'abord, des problèmes de santé liés à la détention elle-même, notamment des troubles du sommeil ; ensuite, des problèmes de santé non traités auparavant, dentaires, oculaires notamment ; enfin des maladies graves affectant la population générale, maladies cardiovasculaires ou cancers ou encore sida, dont certaines, comme le sida, prennent une importance plus grande que dans la population générale pour d'évidentes raisons sociologiques. Dans un établissement particulier, 30 % des détenus environ suivent un traitement quelconque.

Cette tendance à la médicalisation de l'institution ne doit pas être confondue avec des méthodes d'abrutissement

---

17. P. Espinoza, art. cit., p. 79, citant P. Espinoza *et al.*, *Étude des risques de contamination par le virus de l'hépatite B, le VIH en milieu carcéral*, APSP-CRF, Recherche action financée par la DGS, 1988.

thérapeutique par distribution généreuse de neuroleptiques : les toxicomanes sont soumis à un sevrage selon un protocole thérapeutique mis au point par le ministère de la Santé, et appliqué à des patients libres ou détenus. Selon un intervenant, ce traitement aurait plus de chances d'aboutir dans la prison qu'à l'extérieur, car il serait quasiment impossible de se procurer de la drogue à l'intérieur des murs.

Les services médicaux des prisons assurent en fait une fonction de soins à l'égard de détenus souvent sans contact avec le système de santé avant leur incarcération. Certains d'entre eux, ainsi mis dans le circuit médical, y restent après leur libération. Pour d'autres, ce n'est pas le cas. Et d'autres enfin, réincarcérés, redeviennent à la charge des services médicaux des établissements pénitentiaires. Selon une infirmière, on peut même se demander si l'accompagnement terminal de certains cas de sida ne s'y fait pas mieux que dans un service extérieur, dans le cas de personnes souvent en situation de rupture avec leur famille. Quand le détenu est malade, c'est le personnel soignant qui vérifie si la famille a demandé le parloir (droit de visite) : les soignants ne peuvent appeler les familles, mais elles peuvent les joindre. Pour les familles de province, le médecin prend contact avec le médecin traitant de la famille, qui est lié par le secret médical.

– Cette demande de soins et de prise en charge est dans l'ensemble satisfaite.

Les détenus séropositifs ont en général à leur disposition les traitements disponibles sur le marché, à l'exception d'un établissement où les (quelques) détenus séropositifs ne recevaient pas d'AZT et ne pouvaient utiliser d'aérosols. Dans l'Établissement d'hospitalisation public national de Fresnes, les patients peuvent recevoir les mêmes soins que dans des hôpitaux civils et ils ont accès à toutes les thérapeutiques connues. En ce qui concerne les essais thérapeutiques, l'entrée dans des essais nouveaux n'est pas permise mais on autorise la poursuite d'essais commencés à l'extérieur. Cet hôpital possède un plateau technique complet – à l'exception d'un scanner, mais ce n'est pas là une situation exceptionnelle, même dans un hôpital civil.

Dans tel autre établissement, les conditions de soin sont considérées comme satisfaisantes : les détenus peuvent notamment disposer d'AZT sans difficultés et recevoir des traitements préventifs de la pneumocystose. Pour les aérosols, il n'existe pas de local adéquat dans chacun des secteurs de détention : on utilise donc une seule des trois infirmeries, au risque de la rupture de la confidentialité des soins. Dans les cas de sida déclarés graves, le détenu est en effet envoyé à Fresnes pour hospitalisation.

Lorsque les soignants estiment ne plus pouvoir assurer les soins, le patient est envoyé en urgence en consultation extérieure ou bien il est hospitalisé dans un service de réanimation. En dépit du manque de personnels et de locaux, tous les moyens disponibles sont mis en œuvre.

– Mais les moyens mis à la disposition des établissements pénitentiaires restent très insuffisants, surtout en prévision des besoins entraînés par l'augmentation du nombre de détenus contaminés par le VIH.

Ces déficiences concernent d'abord le manque de personnel. Ainsi, dans tel établissement de grande taille, on trouve une infirmerie par aile, dont l'une est l'infirmerie centrale, véritable dispensaire ouvert de 8 h à 12 h et de 14 h à 18 h. L'établissement compte au total 7 infirmeries, pour lesquelles il dispose d'un médecin-chef, de 20 internes et de 20 infirmières. Les gardes de nuit pour les urgences, qui surviennent en moyenne 1 nuit sur 3, sont assurées par un interne.

Elles concernent ensuite des situations structurellement inacceptables. Dans tel établissement, dont le cas n'est sans doute pas exceptionnel, les moyens sont limités : outre l'infirmière (présente 6 après-midi sur 7 de 14 h à 17 h), l'établissement a recours à un médecin généraliste qui effectue une vacation hebdomadaire (3 à 4 h) ; à un dermatologue-vénérologue envoyé par la DDASS, présent 2 à 4 fois par mois; et à un dentiste. Les deux médecins examinent tous les entrants. L'infirmière a semble-t-il pour fonction essentielle de préparer les médicaments qui sont distribués par les surveillants : les médicaments potentiellement dangereux sont dilués dans de l'eau et distribués dans des fioles ; les autres doivent être absorbés devant le surveillant. L'infirmière n'assure pas de permanence la nuit ou le dimanche. En cas d'urgence, l'établissement a recours à un service d'urgence et à l'hôpital local : ainsi, pour pouvoir donner à un détenu un comprimé de Tranxène à 23 h, il a été ainsi nécessaire de déplacer le service d'urgence (coût : 900 F).

Cet établissement ne dispose d'aucun psychologue ou psychiatre, malgré des demandes réitérées auprès de la Direction départementale des affaires sanitaires et sociales (DDASS). Cela pose des problèmes considérables, notamment dans le contexte du sida. L'établissement a recours à un service d'aide aux toxicomanes subventionné par la DDASS, qui offre un service d'accueil, des appartements thérapeutiques et une antenne toxicomanie à double fonction psychologique et éducative.

De l'avis général, ce système ne semble pas répondre aux besoins médicaux et psychologiques des détenus, et ne satisfait à l'évidence aucun des responsables de l'établissement. Un toxicomane écroué un dimanche ne peut recevoir aucun médicament, puisqu'il n'y a pas de permanence médicale. Même si le chef d'établissement reconnaît prendre parfois des libertés, dans l'urgence, avec un règlement qui l'empêche de distribuer quelque médicament que ce soit, il insiste sur les contraintes et les inconvénients du système. Le médecin généraliste, particulièrement mal rétribué, ne continue à venir que par amitié pour son directeur.

Mal équipé médicalement, cet établissement est également à la merci de la politique pénale des transferts. Seule une décision judiciaire peut faire transférer dans un autre établissement mieux équipé un détenu en dialyse ou souffrant d'insuffisance cardiaque. Ces mesures sont lourdes et difficiles à gérer. Elles posent également problème dans le cas de détenus souffrant de sida déclaré.

La médecine en milieu carcéral est en pleine mutation. Il importe que les pouvoirs publics augmentent les moyens accordés, notamment dans le cas de la lutte contre le sida. Rappelons que les crédits attribués aux établissements pénitentiaires le sont par le ministère de la Justice, via le ministère de la Santé, et que les crédits affectés au sida du ministère de la Santé ne les concernent pas. Ainsi, l'AZT, qui est disponible sans difficultés, est payé par l'administration pénitentiaire alors que dans tout autre hôpital le financement provient de la Direction des Hôpitaux. Cet état de fait est sans doute imputable à la situation exceptionnelle des prisons à l'égard des régimes de la sécurité sociale.

– La demande nouvelle de soins fait peser une pression considérable sur les soignants.

Le sida impose d'aider les malades face à un pronostic sombre et de leur fournir un soutien psychologique dans la gestion de leur état de santé. Dans la situation difficile et particulière qui est celle de la prison, sans la famille, avec des problèmes humains considérables, il est difficile d'assurer les aspects techniques et d'être disponible sur le plan relationnel, comme l'a souligné un interlocuteur du Conseil, qui note combien l'irruption du sida dans le champ de sa pratique quotidienne avait bouleversé ses certitudes, rendant nécessaire une réflexion en profondeur. Les médecins, les personnels infirmiers, les cadres administratifs, les surveillants, les éducateurs et les travailleurs sociaux sont confrontés, surtout dans les maisons d'arrêt où la vie quotidienne est compliquée par la diversité et la rotation accélérée de la population pénale et par la pauvreté des moyens mis à la disposition des détenus, à des situations d'une difficulté extrême. La maison d'arrêt est le lieu de l'incertitude, et cette incertitude constitue une cause de déstabilisation supplémentaire, en sus de la séropositivité. Les travailleurs sociaux, notamment, qui doivent être à l'écoute des angoisses devant la mort et des souffrances face au constat d'un avenir bloqué, se trouvent ainsi associés à un travail de deuil, tout en étant également confrontés aux familles et à la difficulté de répondre à leurs questions sans violer le secret professionnel. Or, les travailleurs sociaux en milieu carcéral ne sont pas formés à l'accompagnement de malades condamnés et ils ont des besoins nouveaux de soutien psychologique, de formation et d'information, y compris sur des problèmes d'éthique tels que ceux posés par le dépistage.

Sorties et suivi à l'extérieur

Dans tel établissement, l'accord avec le CISIH et un service de maladies infectieuses a permis d'instaurer un suivi de la population toxicomane. C'est un problème très difficile car il s'agit d'une population par définition erratique et peu socialisée, même si la demande de médicalisation au sein de la prison peut laisser penser que des évolutions sont possibles. Les statistiques de suivi qui ont pu être établies indiquent qu'environ 20 % des femmes et 14 % des hommes examinés, suivis et soignés à l'intérieur de cet établissement se rendent après leur sortie dans le service hospitalier afin de poursuivre leur traitement ou leur prise en charge.

Il convient d'évoquer ici le fait qu'un détenu libéré ne se voit pas toujours remettre d'ordonnance lui permettant de poursuivre les traitements commencés en prison. Cette situation n'est pas la conséquence d'une décision des responsables des maisons d'arrêt mais des circonstances précipitées qui président aux libérations, dont l'infirmière n'est souvent prévenue qu'après coup. Dans d'autres cas, à l'inverse, lorsque la libération a été préparée, le détenu peut avoir accès à un comité de probation où il se voit remettre de l'argent liquide et, si nécessaire, des médicaments.

Tels sont, rapidement brossés, les traits généraux concernant le sida en milieu carcéral que le Conseil national du sida a relevés au cours de son enquête et qui informent sa réflexion sur les problèmes plus précis de la confidentialité.

Les incertitudes de la confidentialité en milieu pénitentiaire

L'idée même de confidentialité en milieu carcéral était, jusqu'à une date récente, difficilement concevable. Par tradition, la logique pénitentiaire est une logique de l'absence de secret au sein de l'espace clos qu'est la prison. La mise en place dans l'univers carcéral d'une logique médicale, indissociable de la notion de secret médical, semblait donc conflictuelle, sinon inconcevable.

L'irruption du sida dans les prisons a contribué à la réévaluation partielle de cette situation par l'administration pénitentiaire elle-même. Cette transformation progressive (et, à bien des égards, restée encore à l'état de projet) participe d'une conception nouvelle de la situation sanitaire du monde carcéral : confrontée à la montée des problèmes posés par la question sanitaire dans les prisons, l'administration pénitentiaire a pris conscience de la nécessité de choisir entre la définition d'une mission sanitaire et l'abandon à une tutelle extérieure – le ministère de la Santé – de cette question sanitaire. En penchant depuis une dizaine d'années vers la deuxième solution, les responsables du ministère de la Justice ont créé les conditions d'un débat nouveau, comme l'a souligné le 4 avril 1992 le directeur de l'Administration pénitentiaire, à l'occasion du colloque « Soigner absolument : Pour une médecine sans rupture entre la prison et la ville » : « Notre objectif est de construire une véritable médecine en milieu pénitentiaire. [...] L'administration pénitentiaire a connu, depuis une douzaine d'années, une évolution importante. On peut dire que l'humanisation des prisons est désormais en route. On peut constater un changement d'ambiance, une transformation du rapport de forces entre la population des détenus et le personnel. On s'achemine vers l'idée que la privation de liberté est la seule sanction qui doit réellement s'appliquer au détenu. […] L'idée du droit à la santé en découle. Il faut maintenant réussir à changer l'idée que les détenus eux-mêmes se font de la médecine en prison. […] La déontologie médicale et la déontologie de ceux qui sont chargés de la sécurité doivent s'harmoniser, se compléter. […] L'administration pénitentiaire ne revendique pas d'assumer la fonction santé. Il est temps de construire quelque chose de nouveau. » Mais cette conception du droit à la santé des détenus et d'une « médecine sans rupture entre la prison et la ville » vient se heurter à la question du secret médical et de l'éthique médicale en milieu pénitentiaire.

C'est dans ce contexte idéologique et politique mouvant qu'il faut replacer les problèmes de confidentialité posés par le VIH dans les lieux de détention. Ces problèmes sont encore aggravés par le développement d'autres infections qui peuvent être la conséquence du VIH, comme la tuberculose.

La confidentialité durant l'instruction et les procédures judiciaires

Le Conseil national du sida a été informé de l'existence de manquements aux règles de confidentialité durant l'instruction et les procédures judiciaires.

Le juge d'instruction peut prescrire une sérologie aux termes de l'article 81 du Code de procédure pénale (ordonnance n° 58-1296 du 23 décembre 1958), qui porte que « le juge d'instruction peut prescrire un examen médical, confier à un médecin le soin de procéder à un examen médico-psychologique ou ordonner toutes autres mesures utiles », notamment la saisie du dossier médical d'un inculpé dans un établissement hospitalier. Mais ce type d'examen pose quatre types de problèmes.

Dans certains cas, le dépistage du VIH semble être effectué à l'insu du prévenu et non avec son consentement libre et éclairé. De telles procédures peuvent poser un problème au regard du respect des droits de la défense. Rares sont au demeurant les affaires qui nécessitent que la sérologie du prévenu soit connue du magistrat instructeur.

Du même ordre de questions relèvent les problèmes posés par les expertises ordonnées par les magistrats instructeurs et les juges d'application des peines (articles 156 à 169-1 du Code de procédure pénale). En l'état actuel des choses, un flou complet règne sur la manière dont les résultats d'un test de dépistage sont rendus à l'inculpé dans le cadre d'une procédure d'expertise : l'obligation de rendre le résultat sérologique n'est pas énoncée ; la personne (le médecin de l'établissement pénitentiaire ? le médecin expert ?) qui doit rendre ce résultat n'est pas définie ; enfin, il est difficile de savoir si le prévenu ou le condamné a le droit ou même la possibilité de refuser de subir ce dépistage.

Il arrive que le statut sérologique du prévenu soit mentionné par le magistrat instructeur sur la notice d'orientation qu'il établit, sans toujours avoir la certude de l'exactitude de cette information. Cette notice accompagne le prévenu placé en détention provisoire et son contenu est porté à la connaissance des responsables administratifs des établissements pénitentiaires. La confidentialité n'est plus alors respectée.

Il en va de même lorsque la séropositivité est mentionnée par le magistrat sur le dossier individuel de la personne condamnée, sans doute en vertu d'une application contestable de l'article D. 158 du Code de procédure pénale : « La notice individuelle contient les renseignements concernant l'état civil du condamné, sa profession, sa situation de famille, ses moyens d'existence, son degré d'instruction, sa conduite habituelle, sa moralité et ses antécédents. Ces renseignements sont complétés par l'exposé des faits qui ont motivé la condamnation et des éléments de nature à aggraver ou à atténuer la culpabilité de l'intéressé. »

Enfin, il faut souligner qu'il arrive qu'au cours d'un procès le statut sérologique de l'accusé soit mentionné par le président, le procureur ou l'avocat, sans l'accord exprès et éclairé de la personne concernée.

La confidentialité dans le cadre carcéral

Le degré de confidentialité en matière de VIH et de sida varie considérablement d'un lieu de détention à l'autre et, au sein même d'un établissement, d'un moment à un autre. Toute généralisation est donc périlleuse. Il est toutefois clair que les questions de confidentialité sont considérées comme marginales dans la plupart des lieux de détention.

Au cours de ses travaux, le Conseil national du sida a identifié plusieurs circonstances ou endroits qui jouent un rôle central dans la rupture possible de la confidentialité.

Le dépistage

Dans les prisons françaises, le dépistage de l'infection à VIH est proposé par le corps médical aux entrants exposés à des risques d'infection. Comme l'a rappelé la circulaire conjointe du ministre de la Justice et du ministre de la Santé en date du 17 mai 1989, « le dépistage obligatoire et systématique des entrants en prison doit être exclu », pour des raisons d'efficacité et de coût. La même circulaire définit les « quatre règles fondamentales » qui doivent entourer le dépistage :

a) Une consultation médicale préalable au test qui vise à informer et à obtenir le consentement de l'intéressé dans une démarche de responsabilisation.

b) Le résultat du test doit lui être donné, qu'il soit positif ou négatif, et expliqué par le médecin qui ne doit pas déléguer cette tâche délicate et essentielle au personnel infirmier. Le médecin doit également demander à l'intéressé l'adresse du médecin ou du dispensaire auquel pourra être adressé le résultat de ce test au cas où celui-ci parviendrait à l'établissement postérieurement à la libération. Dans l'hypothèse où la durée du séjour du détenu dans l'établissement apparaîtrait d'emblée trop courte pour que le résultat puisse lui être restitué, il conviendra, plutôt que d'inviter le détenu à y procéder, de lui fournir toutes les informations nécessaires pour qu'il y recoure dès sa sortie.

c) Le médecin doit, à cette occasion, informer les détenus sur les risques encourus et les précautions à prendre.

d) L'organisation de la prise en charge médicale, sociale et psychologique doit être examinée avec l'ensemble des services concernés et notamment le service médical, le service socio-éducatif et l'antenne toxicomanie[18].

Depuis quelques années, les circonstances entourant le dépistage semblent s'être améliorées. Dans tel grand établissement provincial, le temps du dépistage des entrants à leur insu, au moment où l'on procède également au dépistage de la syphilis, paraît révolu, depuis la mise en place d'un programme financé par le conseil général et mis en œuvre par la Direction départementale des actions sanitaires et sociales. Dans un autre cas, chaque entrant est reçu par une infirmière qui discute avec lui de ses antécédents et facteurs éventuels de risque d'infection au VIH. La sérologie peut être alors effectuée, à la demande du détenu. En aucun cas elle n'est effectuée à son insu ou contre son gré : « Si un détenu ne souhaite pas connaître

---

18. Ministère de la Justice, ministère de la Solidarité, de la Santé et de la Protection sociale, *Circulaire n°AP 89.03.G2 du 17 mai 1989 relative aux mesures de prévention préconisées dans l'institution pénitentiaire dans le cadre du plan national de lutte contre le SIDA.*

sa sérologie bien qu'ayant eu des conduites à risque, une information précise concernant les risques qu'il encourt et qu'il fait éventuellement courir aux autres lui est donnée mais la sérologie n'est jamais faite contre son gré[19]. » Ailleurs encore, « les sérologies sont faites à la demande des patients ou bien en présence d'une symptomatologie d'appel conduisant à soupçonner une infection par le VIH », « elles sont faites avec le consentement des intéressés et le résultat leur est transmis par le médecin »[20].

C'est là un changement par rapport aux résultats d'une enquête réalisée à Fresnes en 1989 auprès de 130 toxicomanes séropositifs : « Dans la moitié des cas, c'est le toxicomane lui-même qui demande le test. Mais dans 21 % des cas, le consentement préalable au test n'a pas été requis et, dans sept cas, le test a été fait malgré le refus exprimé par le patient ! L'étude démontre que ces pratiques concernent tout autant les hôpitaux que les prisons[21]. »

Les risques de rupture de confidentialité sont probablement plus grands encore au moment de la remise des résultats du test. Dans l'établissement provincial déjà cité, il y a eu un moment où les résultats des tests n'étaient pas communiqués au détenu mais étaient placés dans son dossier médical pénitentiaire. Ailleurs, où il arrive que la sérologie ELISA soit demandée par le détenu au terme d'un entretien avec l'infirmière seule et non avec le médecin, les

---

19. I. Roustang, « Quelques mesures de prévention et de suivi concernant l'infection par le VIH à la maison d'arrêt de Bois-d'Arcy », *Bulletin de l'association des personnels soignants des prisonniers* 4, s.d., p. 15-18.

20. D. Tabone, « Quelques réflexions à propos du sort des détenus séropositifs et sidéens dans et hors des murs de la prison », *La Revue Agora* 18-19, automne 1991, p. 90.

21. L. Letellier, *Toxicomanie et VIH. Aspects éthiques. Aspects particuliers en milieu carcéral : un certain regard vers l'extérieur*, Thèse de doctorat en médecine, Université de Paris Ouest, 1989, cité par P. Espinoza, art. cit., p. 77.

résultats du test sont eux toujours communiqués dans le cadre d'un entretien avec le médecin. Là encore, la situation telle qu'elle ressort de l'enquête de 1989 déjà citée diffère : « C'est généralement le médecin qui annonce le résultat mais, parfois, également l'infirmière (14 %), ou le laboratoire de ville qui remet le résultat directement au patient (dépistage fait hors prison) dans 15 % des cas. »

Dans les différents établissements que le Conseil national du sida a visités, les dispositions entourant le dépistage semblent conformes aux exigences éthiques. Dans l'un d'entre eux, le dépistage est systématiquement proposé mais n'est pas effectué à l'insu en cas de refus et le résultat est donné par un médecin quelle que soit la nature de ce résultat. Ailleurs, environ un tiers des entrants sont dépistés : alors que jusqu'en 1988 on testait des gens qui ne connaissaient pas leur séropositivité, désormais il s'agit plutôt de contrôler leur statut sérologique. Le dépistage n'est systématiquement proposé qu'en chirurgie, où il n'est effectué qu'avec le consentement du détenu patient. En général, les propositions de dépistage ne se heurtent qu'à 5 à 10 % de refus. Ces refus s'expliquent souvent par des informations trop hâtives ou par un fossé culturel ou linguistique. Il arrive qu'il y ait confusion entre le dépistage de la syphilis et celui du VIH. Il faut parfois avoir recours aux services d'un interprète : rarement avec les populations maghrébines, plus souvent avec les populations d'Afrique noire.

Dans un autre centre de détention, il n'est pas procédé à un dépistage systématique, mais le dépistage est proposé en fonction de l'âge, des antécédents ou des risques possibles, à la suite d'un entretien avec le médecin à l'entrée en détention, ou alors il est effectué à la demande du détenu. 95 % des détenus acceptent le test lorsqu'on le leur propose et les refus sont, pour la plus grande part, seulement temporaires. Les demandes de dépistage sont nombreuses, même si les détenus parlent peu du sida. Le médecin essaye toujours de présenter le test comme une chose normale et rend toujours le résultat dans le cadre d'un dialogue singulier. En quatre années de présence, le médecin a décelé un seul cas de séropositivité en 1989, aucun en 1990, deux en 1991. Lorsqu'un dépistage est demandé ou proposé, une sérologie ELISA ou éventuellement Western Blot (pour confirmation) est effectuée : le prélèvement est fait dans la prison, les analyses dans un laboratoire privé de la ville voisine, les résultats communiqués au détenu par le médecin, comme il a été dit.

Au total, les dispositions légales concernant le dépistage semblent appliquées dans les établissements visités par le Conseil. Généraliser ces remarques à l'ensemble des prisons françaises est difficile : un témoin a indiqué qu'il existerait des établissements où serait pratiqué un dépistage systématique des entrants, avec ou sans leur consentement. Le Conseil n'a pas pu vérifier l'exactitude de ces propos. À l'inverse, d'autres témoignages soulignent que les pratiques de dépistage sont généralement conformes à la loi. Il reste que le Conseil a conscience que des pressions directes ou indirectes peuvent être exercées sur les détenus pour les amener à se faire dépister et qu'en tout état de cause, il est essentiel que les dispositions légales soient systématiquement rappelées aux soignants en milieu pénitentiaire, afin d'éviter tout dérapage.

Dossiers médicaux pénitentiaires et armoires

L'existence d'un dossier médical pénitentiaire est prévue par l'article D. 161 du Code de procédure pénale : « La partie médicale du dossier comprend l'ensemble des documents relatifs à l'état de santé physique et mental du condamné et, notamment, le résultat des examens pratiqués par les médecins et dentistes ou par les différents services de dépistage. Le personnel médical de l'établissement peut seul consulter ces documents, faire état des renseignements qui y sont mentionnés compte tenu des prescriptions relatives au secret médical et des dispositions de l'article D. 378. En cas de transfèrement, cette partie du dossier est adressée sous pli fermé au médecin de l'établissement de destination. »

Ces dossiers médicaux sont tenus à jour comme l'indique l'article D. 371 : « Le résultat de tout examen médical ou dentaire subi par un détenu est porté sur une fiche individuelle, ainsi que toutes indications relatives à l'état de santé et au traitement de l'intéressé. La fiche est classée à l'infirmerie de l'établissement à la seule disposition du personnel médical et infirmier, et, en cas de transfèrement, elle est incluse dans le dossier du détenu visé à l'article D. 161 ou transmise directement sous pli fermé adressé au médecin de l'établissement de destination. À la libération elle est placée audit dossier. »

Mais ces définitions font bon marché des problèmes pratiques que pose la gestion des dossiers médicaux : si en théorie seul « le personnel médical de l'établissement » est habilité à y avoir accès, en pratique ce règlement est fréquemment violé.

En raison de la situation de pénurie en personnel médical qui caractérise les lieux de détention, ce sont des surveillants (avec ou sans formation d'aides-soignants) ou même des détenus « classés » (c'est-à-dire autorisés à travailler) qui assurent le secrétariat médical ou des fonctions d'auxiliaires médicaux. Dans telle prison de 1 400 détenus pour 500 places théoriques, il n'y a pas de secrétaire médical. Cette situation est tout à fait illégale. Elle contrevient non seulement aux articles D. 161 et D. 371 déjà cités, mais également à l'article D. 105 du Code de procédure pénale : « Aucun détenu ne peut être employé aux écritures de la comptabilité générale, au greffe judiciaire ou dans les services médico-sociaux. »

Dans les établissements visités par le Conseil, la situation est apparue moins mauvaise : dans un cas, les dossiers médicaux sont tenus exclusivement par l'infirmière, qui les conserve dans une armoire fermée à clé à laquelle, en dehors d'elle-même, ont seuls accès le directeur de l'établissement et les médecins durant leurs vacations. En principe, personne d'autre ne peut connaître l'état sérologique d'un détenu. Un surveillant a déclaré ignorer qui était séropositif, et un éducateur avoir appris le statut sérologique d'un détenu de cette personne, et jamais par l'infirmière ou une autre source. Tous notent que les détenus séropositifs annoncent leur statut à leurs codétenus.

Ailleurs, les dossiers médicaux sont conservés dans l'infirmerie dans une armoire qui n'est pas toujours fermée à clé. Mais l'infirmerie est, elle, toujours fermée à clé, et même le surveillant-chef ne peut alors y accéder. Il n'y a pas de détenus « classés » à l'infirmerie ; les dossiers médicaux sont tenus par le personnel soignant (médecins, infirmière, aides-soignants) ; il n'y a jamais de détenus laissés seuls dans l'infirmerie, y compris durant les consultations. Au cours de la visite de l'infirmerie, la délégation du Conseil a remarqué que les armoires étaient en fait fermées à clé à ce moment-là. Rappelons enfin que les aides-soignants sont des surveillants ayant reçu une formation spécifique et astreints au secret médical.

Dans un troisième établissement, les entrants arrivent avec leur dossier médical, ou parfois seulement avec leur dossier pénitentiaire, ou encore sans dossier aucun. Tous les cas de figure sont possibles, en particulier dans les cas d'urgence (tentative de pendaison, etc.). Du point de vue de l'administration pénitentiaire, il est important que les personnels sachent qui est l'arrivant et quel est le profil de l'exécution de la peine, car il est dangereux de ne pas savoir qui est le détenu. Il peut arriver que le dossier pénitentiaire (écrou, notice du magistrat instructeur avec parfois indications médicales sur la notice individuelle du prévenu) porte une indication de séropositivité, notamment lorsque le prévenu déclare sa sérologie durant l'instruction. Symétriquement, il peut y avoir des informations pénitentiaires dans les dossiers médicaux. Le personnel infirmier déclare ne pas s'intéresser à ces informations et estime préférable que les soignants ne connaissent pas le profil pénal du détenu, sauf s'il s'agit d'un détenu particulièrement dangereux : un tel savoir n'est pas neutre dans les soins. La direction ne souhaite pas connaître le statut sérologique des détenus, sauf pour les recours en grâce ou les demandes de libération conditionnelle. Mais des surveillants notent qu'ils vivent avec les détenus tous les jours et que, sans savoir nécessairement et systématiquement le statut sérologique des détenus, il arrive qu'ils le devinent ou que le détenu se confie au surveillant.

Ailleurs encore, ce sont les détenus « classés » qui gèrent les dossiers et, dans les infirmeries, on trouve des médecins, des infirmières, des auxiliaires sanitaires et des « classés ».

Au total, le secret médical dans les établissements pénitentiaires est un problème constant, jamais admis, jamais banalisé. Un auteur, revenant sur son expérience en la matière, note la difficulté de la lutte pour « protéger le secret médical, en particulier les éléments écrits des observations cliniques. L'interdiction de consulter ces documents à toute personne autre que les soignants, leur mise sous clé la nuit et les dimanches, avec pour seule possibilité d'être consultés en cas d'urgence par le praticien de SOS Médecins ou du SAMU, furent autant d'exigences difficiles à imposer et toujours sujettes à contestation. À l'usage, nous nous sommes rendu compte que le secret médical n'était pas violé en prison plus qu'ailleurs. Mais les conséquences en sont plus importantes : la connaissance des misères physiologiques et des antécédents du détenu diminue la part secrète de son intimité, accentue la pression du regard de surveillance et restreint encore un peu plus son espace de liberté. Une préservation intelligemment conçue du secret reste à élaborer, comme le montrent des exemples récents »[22].

La situation est très variable d'une prison à une autre. Dans un établissement, les armoires sont fermées à clé,

22. D. Gonin, *op. cit.*, p. 75.

mais la clé est conservée par des classés : l'établissement a des armoires mais pas de secrétaires. Mais alors qu'il y a quelques années il arrivait que des détenus assistent aux consultations, il n'en va plus ainsi aujourd'hui.

La question des dossiers médicaux est en effet liée à celle des armoires. L'existence de ces armoires illustre bien les difficultés du maintien de la confidentialité : l'administration pénitentiaire a récemment rappelé le caractère obligatoire de ces armoires, mais juge que le directeur et le directeur adjoint d'une prison doivent posséder un double de toutes les clés pour des raisons de sécurité ; il est par exemple nécessaire de les fouiller régulièrement pour vérifier qu'aucune arme n'y est dissimulée.

Au-delà des instructions officielles, la réalité est très variable. Dans certains lieux de détention, les armoires sont fermées à clé et les pressions pour violer la confidentialité sont faibles, voire inexistantes. Ailleurs, il y a eu une époque où les dossiers des détenus séropositifs étaient indiqués par une pastille rouge.

Soins, surveillants et détenus

Dans le domaine des soins, plusieurs situations entraînent des ruptures de la confidentialité :

– La présence de détenus et de surveillants dans les infirmeries.

Dans tel établissement, il n'y a pas de préparateur en pharmacie, les détenus préparent les fioles de psychotropes et les médicaments secs, il n'y a pas de manipulateur radio, un surveillant fait les radios, un autre surveillant est aide-soignant. Dans une autre prison, les locaux médicaux, y compris la salle des dossiers, ont été explorés lors d'une fouille générale. Les médecins se sont aperçus à cette occasion que les surveillants avaient le double de toutes les clefs. Ailleurs, un surveillant est présent lors des consultations (généralement, les surveillants restent à l'extérieur de la salle qui est vitrée). Ailleurs encore, le manque de personnel médical fait que l'aide-soignant ou le préparateur en pharmacie est un surveillant.

– Les consultations à l'intérieur ou à l'extérieur de la prison.

Dans un grand établissement, il a été possible de mettre sur pied une consultation anonyme et gratuite insérée dans la consultation antivénérienne préexistante, ce qui rend possible le respect de l'anonymat. Cette initiative a été prise malgré l'hostilité du médecin-chef de la prison, qui regrettait le fait que le résultat de cette consultation (et notamment le résultat du test de dépistage) ne soit pas versé au dossier médical pénitentiaire, contrairement à ce que prévoit le Code de procédure pénale (art. D. 161).

Dans un autre établissement de province, des progrès ont été enregistrés depuis 1987-1988, date des débuts de la convention avec le CISIH local. À l'origine, il s'agissait d'une consultation à l'hôpital, pour laquelle les détenus devaient être « extraits », et à laquelle ils étaient conduits entravés. Désormais, un nouveau système a été mis en place, dans le cadre d'une consultation de médecine interne le mercredi de 14 h à 17 h. Ce nouveau système a pour avantages un suivi médical théoriquement sans rupture et des conditions satisfaisantes pour effectuer examens biologiques et thérapeutiques et pour transmettre l'information. Mais la consultation étant « fléchée », tous les détenus qui se rendent alors à l'infirmerie sont connus comme séropositifs : le secret médical n'est donc pas sauvegardé.

– La distribution des médicaments.

Comme le note un auteur au sujet d'une prison, « les détenus sont à quatre par cellule et le nom des médicaments, distribués quotidiennement, est écrit sur les sachets les contenant. S'il s'agit d'AZT par exemple, on peut être sûr que tout le monde est au courant. D'autre part, le manque de personnel soignant a pour conséquences entre autres que ce sont les surveillants qui distribuent les médicaments. Bien que formés et informés, ils ne se sentent pas tenus au secret médical et tout le quartier sait très vite si tel ou tel est séropositif ou non »[23]. Les observations du Conseil national du sida confirment cette appréciation.

Confidentialité et discrimination : le travail des détenus

C'est dans ce domaine que les discriminations apparaissent les plus flagrantes. Pour mieux les apprécier, il convient de se reporter aux textes qui régissent le travail des détenus, et de replacer le cas français dans une perspective comparatiste internationale.

Le travail des détenus est régi par les articles D. 98 à D. 110 du Code de procédure pénale. Aux termes de l'article D. 101, « le travail est procuré aux détenus compte tenu du régime pénitentiaire auquel ceux-ci sont soumis, des nécessités du bon fonctionnement des établissements ainsi que des possibilités locales d'emploi ». Les détenus peuvent être employés au service général de la prison (mais non « aux écritures de la comptabilité générale, au greffe judiciaire ou dans les services médicosociaux »), ou dans le cadre de concessions de travail accordées au sein de chaque établissement. En pratique, le chef d'établissement désigne les détenus appelés à travailler au service général. Ces détenus « sont choisis de préférence parmi les condamnés n'ayant pas une longue peine à subir » (art. D. 105).

Dans le contexte international, une enquête réalisée en 1987 par le docteur Timothy W. Harding pour le Conseil de l'Europe indique que la France (comme l'Autriche, le Danemark, l'Espagne, l'Italie et la Suisse) ne prend pas des mesures d'exclusion des détenus séropositifs des emplois « classés ». Au contraire, en Allemagne, on interdit aux détenus séropositifs « l'accès des cuisines et de certains ateliers dans lesquels le risque de blessures est élevé ».

---

23. D. Tabone, *op. cit.*

Au Portugal, les séropositifs sont complètement isolés[24]. Enfin au Royaume-Uni, existe depuis 1985 un règlement appelé *Viral Infectivity Restrictions*, qui provoque ségrégation et restrictions pour patients séropositifs, notamment en matière de travail. Ce règlement optionnel était appliqué au gré des directeurs de prison. Après quelques années d'essai, le système des VIR est pratiquement abandonné aujourd'hui dans les prisons du Royaume-Uni.

Si le rapport Harding souligne que les détenus séropositifs ne font l'objet d'aucune disposition spéciale, il reste que la réalité offre une image moins satisfaisante. Dans la mesure où il y a plus de détenus candidats à un emploi que d'emplois proposés, les chefs d'établissement ont toute latitude pour gérer la sélection des détenus. Dans certains établissements, les informations recueillies indiquent que les détenus séropositifs ne sont pas autorisés à travailler au service général et, notamment, aux cuisines.

En théorie, le chef d'établissement ne connaît pas le statut sérologique des détenus. Il peut cependant, s'il le souhaite, examiner les dossiers médicaux puisqu'il détient la clé de l'armoire. Tous les chefs d'établissement interrogés ont déclaré ne pas souhaiter connaître la sérologie des détenus. En tout état de cause, le statut sérologique d'un détenu est souvent connu des autres détenus, des surveillants et des cadres, soit par une indiscrétion, soit du fait du détenu lui-même.

Seul maître de la décision de « classer » ou non un détenu, le chef d'établissement décide en fonction des impératifs de sécurité et de la volonté des détenus de travailler ou non au service général. De manière très explicite, un directeur a souligné que les séropositifs étaient considérés comme des personnes à risques, parce qu'ils étaient presque tous

---

24. T. W. Harding, « Les maladies transmissibles en milieu carcéral avec référence spéciale au sida », in *Conseil de l'Europe, huitième Conférence des directeurs d'administration pénitentiaire* (Strasbourg, 2-5 juin 1987), Strasbourg, 1988, p. 27.

toxicomanes. Ailleurs, on n'a jamais déclassé un détenu pour séropositivité et l'un des médecins estime que tous les détenus « classés », séropositifs ou non, devraient pouvoir travailler n'importe où. Mais le fait que ce médecin recommande lui-même aux détenus « classés » séropositifs de ne pas révéler leur statut sérologique montre bien qu'il y a là un point sensible où doivent exister des pratiques discriminatoires plus ou moins avouées.

Le refus de « classer » un détenu toxicomane en raison d'un comportement agressif ou dangereux s'accompagne souvent de discours fantasmatiques sur les risques de contamination qui paraissent d'autant plus étonnants qu'ils proviennent de personnes qui ont accès à l'information sur la transmission du VIH. Ainsi, un directeur n'a pas exclu une possible contamination des autres détenus s'il autorisait un séropositif à travailler en cuisine, alors qu'aucun cas de contamination par voie alimentaire n'a jamais été attesté. Ailleurs, l'un des médecins présents lors de la visite de la délégation du Conseil s'est demandé jusqu'à quel point il était possible et raisonnable de laisser des détenus séropositifs ou malades travailler à des postes où ils risqueraient de se blesser (faisant sans doute allusion au risque de blesser un autre détenu).

Il n'est dès lors pas surprenant que des fantasmes comparables existent dans les lieux de détention, malgré les actions d'information et de prévention déjà entreprises. Ici, un directeur estime que le fait d'employer des séropositifs dans les cuisines lui paraîtrait un élément de difficultés potentielles entre les détenus. Là, un autre directeur a d'ailleurs indiqué que la présence dans les cuisines d'un détenu séropositif avait entraîné une menace de grève de la faim de la part des autres détenus. L'affaire s'était apaisée parce que le détenu séropositif en question était libérable sous trois jours.

En la matière, il semble donc qu'il y ait parfois, sinon fréquemment, un écart entre le discours rationnel de la direction et des pratiques irrationnelles de la part de la direction, comme des détenus. C'est là un argument supplémentaire en faveur de la nécessité de développer l'information sur les modes de contamination à l'égard des détenus et de rappeler à la direction le caractère inacceptable de pratiques ouvertement ou insidieusement discriminatoires.

Conclusion

Le constat que dresse le Conseil national du sida sur la situation de la confidentialité dans les prisons est à la fois préoccupant et encourageant.

Préoccupant en raison des ruptures de confidentialité constatées, et qui tiennent à la fois à des raisons structurelles et à des raisons conjoncturelles. Il est clair que l'univers clos de la détention est un monde où les choses se disent et se savent. En outre, les détenus eux-mêmes font souvent état de leur séropositivité. Cela étant, il est des situations où la confidentialité est violée alors même qu'elle pourrait et devrait être préservée.

Mais le constat établi par le Conseil est aussi encourageant, parce que les évolutions récentes indiquent que la situation de la confidentialité va en s'améliorant. Si les résultats ne sont pas encore satisfaisants, il n'empêche que le Conseil ne peut que prendre acte de la volonté exprimée par l'Administration pénitentiaire d'améliorer la situation existante, et espérer que les engagements pris se traduisent rapidement dans les faits.

En tout état de cause, le Conseil national du sida n'a pas trouvé dans les prisons françaises qu'il a visitées de situations comparables à celles qui peuvent exister dans certains pays étrangers. Ainsi, aux États-Unis, un rapport de 1991 de la *National Commission on AIDS* cite le cas de prisonniers mis à l'écart par l'administration pénitentiaire pour des raisons fallacieuses de santé publique, ou encore de détenus privés de l'accès aux possibilités de travail, aux bibliothèques, aux programmes de réinsertion et aux antennes toxicomanie et alcoolisme. Ce type de pratiques de ségrégation et d'exclusion ne semble pas exister en France, à l'exception de l'accès au travail dans les cuisines.

In fine, le Conseil national du sida estime que ce rapport rend compte à la fois d'une situation générale et de situations particulières, dans la mesure où il est apparu au cours des visites que si les textes réglementaires étaient connus et le plus souvent appliqués, il restait une marge de liberté à tous les niveaux qui permet à chaque établissement de présenter une configuration originale de la manière de traiter les différents points abordés dans ce rapport.

Il n'est donc pas possible pour le Conseil national du sida de présenter ce rapport comme une image photographique valable pour l'ensemble des prisons françaises dans les années 1991-1992. Néanmoins, il met l'accent sur un certain nombre de dysfonctionnements rencontrés ou signalés par les interlocuteurs du Conseil, qui fondent les propositions développées dans l'Avis.

Avis

Les recommandations du Conseil national du sida se divisent en trois grandes catégories : d'abord des actions visant à favoriser la confidentialité en poursuivant les efforts déjà entamés d'humanisation des lieux de détention ; ensuite des actions spécifiques de formation et d'information visant à rappeler aux différents acteurs de l'univers carcéral la nécessité et l'intérêt de préserver la confidentialité ; enfin une mesure d'intérêt général visant à simplifier et à améliorer la pratique médicale en milieu carcéral.

A) Confidentialité et humanisation

L'humanisation des lieux de détention et le respect de la confidentialité sont liés. L'une et l'autre passent par l'amélioration des conditions de vie et de travail en milieu carcéral, pour les détenus comme pour les personnels de surveillance de l'administration pénitentiaire et tous les autres intervenants en milieu carcéral. Les situations de rupture de la confidentialité que le Conseil national du sida a identifiées sont bien souvent liées à la situation de pénurie chronique qui caractérise les services médicaux pénitentiaires et, à bien des égards, l'univers carcéral tout entier. Dénoncer le trop-plein chronique des prisons françaises – au 16 mai 1992, 54 307 détenus pour 44 782 places dans les prisons françaises (*Le Monde*, 16 mai 1992) – est devenu un lieu commun : mais il est clair que cette situation rend difficilement possible le respect de la confidentialité. Les moyens en personnel et en matériel attribués par l'État aux prisons françaises doivent donc être augmentés.

Le Conseil national du sida formule les propositions suivantes :

Cinq propositions concernant l'infection à VIH

1. La forte corrélation entre séropositivité et toxicomanie dans l'univers carcéral rend nécessaire une réflexion approfondie sur ce sujet. Même s'il est impossible à l'administration pénitentiaire d'en reconnaître officiellement l'existence, il est probable que de la drogue circule dans les lieux de détention. Pour éviter des contaminations supplémentaires, le Conseil national du sida souhaite que l'administration pénitentiaire prenne acte de cette éventualité et procède, comme cela se fait dans certains pays étrangers, à la distribution gratuite de produits de stérilisation (sous la forme d'eau de Javel diluée par exemple).

2. De la même manière, le Conseil national du sida estime que la position officielle de l'administration pénitentiaire, qui tend à nier la possibilité de l'existence de pratiques sexuelles dans l'univers carcéral, peut faire courir le risque de contaminations supplémentaires. La situation actuelle est caractérisée par l'incertitude : le bilan effectué par l'administration pénitentiaire pour l'année 1991 indique que rares sont encore les établissements où les préservatifs

sont laissés à la disposition des détenus à l'infirmerie et que, dans un quart des établissements, les préservatifs ne sont pas disponibles du tout. Le Conseil souhaite que des préservatifs soient systématiquement mis à la disposition des détenus qui souhaiteraient pouvoir s'en procurer (pour les permissions et les libérations, mais aussi au sein des lieux de détention), et qu'en outre soit gratuitement remise aux détenus, au moment de leur incarcération, une trousse de toilette contenant des objets d'hygiène (brosse à dents, dentifrice, etc.) ainsi que des préservatifs.

3. Parce que la toxicomanie et la sexualité en prison ne peuvent être réduites à la distribution de préservatifs et d'eau de Javel diluée, le Conseil national du sida souhaite qu'une vaste réflexion sur le sujet soit mise en œuvre par les différents acteurs de l'univers pénitentiaire.

4. Le développement prévisible du nombre des détenus séropositifs et malades dans les années à venir oblige à poser dès maintenant le problème du renforcement des structures d'accueil en psychiatrie. Le sida va entraîner une demande grandissante, qu'il faut prévoir, et que la structure actuelle des services médico-psychologiques régionaux (SMPR) ne suffit pas à satisfaire.

5. Le Conseil national du sida attire solennellement l'attention des autorités de tutelle sur le sort des détenus d'origine étrangère faisant l'objet d'une interdiction de séjour : au moment de leur libération, soit ils sont expulsés du territoire et envoyés dans des pays où ils ne peuvent trouver des traitements adéquats, soit ils restent en France clandestinement, sans pouvoir bénéficier d'un suivi médical et psychologique satisfaisant (s'ils sont déjà traités par AZT, ils peuvent être assignés à résidence sur le territoire français). Dans les deux cas, ils sont frappés d'une « double peine » qui n'honore pas la France : la prison est le seul lieu où ils peuvent recevoir des soins. Le Conseil souhaite qu'une réflexion soit engagée sur les modalités d'une prise en charge par la collectivité des détenus séropositifs et malades libérés, sans distinction de statut social ou de nationalité.

Quatre propositions générales

1. Puisque la prison se révèle, pour de nombreux détenus notamment dans les maisons d'arrêt, le lieu de la première rencontre de soins, et devant la réapparition de la tuberculose, il est particulièrement important de doter les services médicaux des moyens adéquats en personnels médicaux et infirmiers.

2. Pour éviter les ruptures de confidentialité dues à l'absence de secrétariat médical dans les infirmeries des lieux de détention, il convient de dégager des crédits affectés à des postes de secrétariat médical. Dans l'hypothèse où ces postes ne pourraient être pourvus faute de candidats, il convient de développer les formations destinées aux agents des personnels de surveillance désireux de remplir ces fonctions, en insistant toutefois sur l'obligation du respect du secret médical pour éviter les conflits engendrés par une double loyauté (fonction pénitentiaire et fonction soignante).

3. De la même façon, puisque l'on demande à la prison de remplir auprès de nombreux détenus une fonction de socialisation que la société est incapable d'accomplir, il importe de donner à l'institution pénitentiaire les moyens d'accomplir cette mission : cela suppose notamment de renforcer les effectifs des services socio-éducatifs.

4. Assurer les soins et le suivi des détenus à la sortie apparaît essentiel. Comme le note le Conseil de l'Europe dans un rapport récent, « l'important est d'assurer à la population incarcérée, après le retour à la vie normale, la prévention et les soins qui ont été amorcés en prison » (Conseil de l'Europe, *L'Impact de l'épidémie du sida sur les services de santé et leur planification en Europe*, Strasbourg, 1992, p. 30). Trop souvent, la sortie ne constitue qu'une parenthèse entre deux incarcérations. Sans méconnaître les difficultés d'un suivi à l'extérieur et de la préparation de la sortie, le Conseil souhaite que des actions spécifiques

soient engagées pour préparer les sorties. Plus largement, il conviendrait de poursuivre les réflexions entamées par les organismes compétents sur l'incarcération des toxicomanes qui, sans résoudre la question de leur toxicomanie, grève lourdement le budget de l'administration pénitentiaire.

B) Formation et information

Le Conseil national du sida recommande la poursuite, dans les cas où elles existent déjà, ou la mise en place généralisée d'actions de formation des différents acteurs de l'univers pénitentiaire.

Le Conseil national du sida formule les propositions suivantes :

Magistrats et avocats

Le Conseil national du sida recommande que le garde des Sceaux, ministre de la Justice, rappelle aux magistrats l'importance de la préservation de la confidentialité en matière de sérologie des prévenus et des condamnés. En particulier, le Conseil souhaite qu'il soit demandé aux magistrats instructeurs de ne plus porter l'indication de la sérologie sur les notices individuelles. Le Conseil recommande également que les bâtonniers de l'Ordre des avocats rappellent à leurs confrères la nécessité de préserver la confidentialité en matière de séropositivité, sauf souhait exprès de leurs clients.

Personnels de surveillance

Dans le cas des personnels de surveillance, il est particulièrement nécessaire de veiller à la mise en place et au développement des actions de formation concernant le VIH, d'un point de vue médical mais aussi éthique. Des actions ont été entreprises en ce sens, à la fois dans le cadre de l'École nationale de l'administration pénitentiaire installée à Fleury-Mérogis, et dans le cadre des sessions de formation permanente des personnels en place. Mais un sondage de mars 1991 (enquête du Centre régional d'Aquitaine d'éducation pour la santé) suggère que 71 %

des personnels pénitentiaires sont en faveur d'une affectation des détenus séropositifs dans un quartier spécialisé lors de la détention et 66 % dans un service spécialisé lors d'une hospitalisation (*Le Quotidien du médecin*, 12 mars 1991). Cette attitude négative souligne la nécessité de poursuivre et d'accroître ces actions de formation et d'information : elles ont pour résultat tangible de transformer les représentations mentales de ces personnels, qui peuvent ainsi devenir d'indispensables relais d'information.

Détenus

Le Conseil national du sida souhaite que les actions de formation et d'information en direction des détenus soient poursuivies et développées. Elles constituent le meilleur moyen de limiter les risques de discrimination et de stigmatisation des détenus séropositifs et malades de la part des autres détenus.

Personnels de santé

Le Conseil national du sida recommande que le ministre de la Santé et le Conseil national de l'Ordre des médecins rappellent aux médecins amenés à intervenir dans les prisons, au titre des conventions passées entre les centres de détention et l'administration hospitalière, l'importance du maintien de la confidentialité. Le Conseil souhaite également que le garde des Sceaux, ministre de la Justice, rappelle aux chefs d'établissement l'importance de la confidentialité en matière médicale.

C) Mesure d'intérêt général

Le Conseil national du sida estime urgent et nécessaire, pour faciliter l'action des personnels de santé et faire disparaître les ambiguïtés existant sur leurs missions et leurs tâches, que les pouvoirs publics achèvent de faire passer sous le contrôle administratif et financier exclusif du ministère de la Santé la médecine en milieu carcéral, et les personnels de santé intervenant en milieu pénitentiaire.

CONCLUSION

L'ÉVOLUTION DES PERCEPTIONS

« L'évolution des perceptions et représentations du sida dans l'opinion publique. »*

Ce n'est pas le sujet le plus facile pour une conclusion, faute de matériaux qui permettraient de rendre palpable l'impalpable. Pour faire un exposé sérieux de cette évolution (en France, en Europe, dans le monde), il faudrait passer par des questionnaires et un inventaire chronologique de la presse écrite ou parlée, permettant d'établir des comparaisons entre un passé daté et aujourd'hui. Il s'agira donc de mon opinion privée, telle que je me la suis faite à la lecture de la presse et de ses grands titres et à travers des conversations que j'ai suscitées ou que j'ai surprises,

---

* En guise de conclusion, nous avons choisi d'utiliser un texte prononcé par Françoise Héritier au CNS au moment où la présidence a été assumée par Alain Sobel. Ce texte a été publié en 1996 dans le deuxième tome du *Rapport d'activité du Conseil national du sida*, avec le titre originaire « L'évolution des perceptions et représentations du sida dans l'opinion publique ». Nous avons voulu ainsi, d'une part, respecter la dimension temporelle qui rassemble dans ce livre surtout des articles parus entre les années 1990 et 1995, de l'autre, expliciter la fin d'une période et l'ouverture d'une autre, surtout avec la découverte des trithérapies. Ce texte demeure par ailleurs très actuel, ce qui permet de renvoyer, en quelque sorte, à l'introduction.

principalement en Bretagne, dans une petite commune du Morbihan, en milieu paysan, artisan, commerçant. Il se pourrait que dans d'autres régions et d'autres milieux, on observe des faits différents.

Me frappent des traits apparemment contradictoires, ou tout au moins chargés d'ambivalence :

– Ainsi la croyance ressuscitée dans les vertus potentiellement magiques de la recherche clinique, qui permettraient de faire du sida une maladie à évolution lente comme bien d'autres, se double paradoxalement de fatalisme, résignation, lassitude : « il faut bien mourir de quelque chose » ; et se double aussi d'une diminution des capacités à compatir, « puisqu'on peut vivre avec ».

– Une meilleure connaissance des processus de la contamination et du statut hétérosexuel des victimes entraîne tout aussi paradoxalement une moins grande frayeur et ce qu'on appelle la banalisation, « puisque cela peut arriver à tout le monde ».

Ce sont ces paradoxes qui me paraissent le mieux convenir pour tenter de cerner un changement dans l'opinion publique.

L'espoir est en train de se réaliser. *Le Quotidien du médecin* titre sur un ton de victoire : « Trithérapie : c'est bien parti, et cela dans une période où les choses se modifient tous les six mois ». Encore : « Sida : union efficace de deux antiprotéases. Prises ensemble, elles ont rendu le virus indétectable chez trois patients sur quatre ». Indétectable, aurait-il donc disparu ? Et puis encore : « Certaines personnes sont génétiquement protégées ». Dans ce cas pourquoi pas moi ?

Que la mort ne soit plus nécessairement au rendez-vous dans les plus brefs délais pour tous ceux qui sont atteints est un fait qui s'accompagne d'une chute du sentiment ou du devoir de solidarité. L'opinion publique n'est pas gênée que l'avancée « tous les six mois » de la recherche clinique entraîne une parcimonie voulue de la production de molécules qui seront vite dépassées, du moment que les pays occidentaux, et la France en particulier, ont accès au festin. C'est le règne, ingénu ou cynique, du « moi d'abord ». Si l'on évoque le sort du tiers-monde, des pays d'Afrique ou d'Orient, si l'on expose à quel point les malades sont démunis, la réponse est toujours la même, purement fataliste : « c'est comme ça », « on n'y peut rien », « cela nous dépasse ». Puisque personne ne peut plus ignorer de bonne foi ce qui se passe ailleurs, la réponse est dans une dureté qui ose s'exprimer : il est normal que nous soyons les mieux pourvus, puisqu'il n'y en a pas pour tout le monde.

Cette dureté aura été rendue manifeste par l'activité du Sidaction. Il faut que la maladie soit dans un contexte qui permette l'identification (avec des mères, des enfants, des transfusés : « cela aurait pu nous arriver »), dans un contexte de « décence » en quelque sorte, pour que la compassion puisse s'exprimer. Les quatre H, comme groupes à risque (Haïtiens, homosexuels, héroïnomanes, hémophiles – ceux-là, encore, à la rigueur), ne poussaient pas à l'identification ni à la solidarité déjà, et l'évocation du sida hétérosexuel et sans drogues, ailleurs, trouble de moins en moins les consciences. À chaque État de se débrouiller et de faire avec les moyens du bord.

« 65 petits millions récoltés au Sidaction 96. Les associations vont réduire leurs actions », titre *Libération* le 6 septembre 1996. C'est la déception certes mais l'on ne parle que des conséquences, des choix douloureux à faire. Pour expliquer cette « mauvaise surprise » on s'en tient à l'événement : l'effondrement des dons en général, la désaffection du grand public américain qui nous arrive à notre tour, le mauvais rôle joué par Act Up et le désastreux effet sur les spectateurs de l'altercation de son représentant avec le ministre. Mais les responsables d'Ensemble contre le sida ne cherchent pas à réfléchir sur les raisons de cette désaffection : « On y reviendra plus tard pour essayer de comprendre les raisons multiples de cet échec. »

Ainsi, en moins de vingt ans, on est passé du langage de la terreur devant un mal jamais vu, qui frappait on ne sait trop comment, à un langage perçu comme triomphant. Si on parvient à faire du sida une maladie à évolution lente comme le diabète, si ce n'est plus ce mal d'exception touchant prioritairement les jeunes, c'est-à-dire compromettant notre avenir, contre lequel il fallait s'exprimer et lutter solidairement, il n'est plus nécessaire de se « serrer les coudes ». Un changement d'attitude au sein des couples en formation renforce cette conviction. Pour ne pas avoir à protéger tous les rapports, un couple débutant se protège le temps d'avoir la certitude d'une double séronégativité, avec l'engagement mutuel sinon de la fidélité absolue, du moins de se protéger lors de rapports avec d'autres.

Il me semble important aussi de noter une absence d'intérêt d'ordre éthique. D'abord, à cause d'un problème de définition. Personne ne sait exactement ce que c'est. On s'abrite derrière des proverbes : « Charité bien ordonnée commence par soi-même », « Garde-toi et les vaches seront bien gardées », « À chacun sa vérité », etc., pour justifier une absence d'intérêt pour les Autres très lointains, malgré la mondialisation, ou peut-être au contraire, là aussi de façon paradoxale, à cause de la mondialisation des problèmes et de l'information.

Il était plus facile de « donner pour les petits Chinois », quand ils sont (étaient) un pur objet d'imagination spéculative ou inversement de s'investir pour ceux qui vous sont proches, qui sont objet de réalité, que pour ces effets décalés d'une réalité impensable comme celle qui nous est véhiculée par les images télévisuelles ou le cinéma. Paradoxalement là aussi (du moins en apparence), l'imaginaire prime sur le réel. « La solidarité mondiale est en recul », titre *Libération* en juillet 1996.

Dernier point : il me semble observer un moindre recours à l'explication du mal par la faute et sa sanction, au profit de l'explication par la malignité, la toute-puissance ou la simple présence de l'Autre. Cela se voit dans une sorte de radicalisation des oppositions Nord/Sud, bien portants/malades, riches/pauvres. Au nom de quelle nécessité faudrait-il s'identifier à l'autre pôle et compatir, quand l'autre est supposé dévoré d'envie et de mauvais vouloir ? Un article de *Minute* figurant dans un dossier de presse tourne en dérision le fait que les Antillais imputent aux Occidentaux la transmission du mal, puisqu'il va de soi pour la rédaction et son opinion que l'inverse est vrai. L'auteur de l'article n'imagine pas un seul instant, dans l'incroyable suffisance occidentale, que cette certitude est aussi une imputation.

Bien sûr, on ne rencontre pas que cette manière de penser. L'implication personnelle, la perception des problèmes mondiaux, la certitude qu'une prise en charge sociopolitique est nécessaire, tout cela existe chez une fraction de la population non majoritaire. Mais il se pourrait bien cependant que d'une forme d'émotion et d'ouverture due à la non-information, au non-savoir, à l'imagination qui s'enflamme, nous ayons vu l'opinion publique basculer ou être en train de basculer vers des positions d'insensibilité et de fermeture qui, elles, se veulent informées.

Faudra-t-il un jour parler des dangers de la connaissance et du rassasiement que procure le savoir partagé ! On peut en douter mais se poser la question des modalités du passage des résultats de la connaissance scientifique dans le public. Entre le savoir et l'opinion publique, il y a une place de médiation à prendre. Ce pourrait être une des futures tâches du Conseil national du sida.

NOTICE

Tout en respectant autant que possible l'ordre chronologique, nous avons réorganisé les matériaux de ce livre
en fonction d'une articulation thématique. Des extraits de
conférences non publiées ont été intégrés dans certains
chapitres. Nous avons maintenu les références bibliogra-
phiques originales sans en tenir nécessairement compte
dans la bibliographie générale. Les écrits de Françoise
Héritier sur le sida vont de 1989 à nos jours, en se concen-
trant surtout dans les années 1990-1995 pendant lesquelles,
nommée par François Mitterrand, elle a présidé le Conseil
national du sida. Nous avons référencé ci-après ces écrits
en rappelant sous quel titre ils sont utilisés comme sources
dans le volume. Un même texte peut posséder plusieurs
sources et celles-ci sont présentées dans l'ordre progressif
de parution.

La bibliographie sur le sida est immense. C'est pourquoi
nous avons choisi de ne faire référence qu'à quelques
titres d'intérêt anthropologique et en langue française, en
privilégiant ceux qui présentent un appareil bibliographique
important auquel l'on renvoie pour d'autres titres. L'article « Le
Conseil national du Sida : organisation et fonctionnement »,
qui ouvre le VIe chapitre et reproduit la « Préface » à *Éthique,
sida et société. Rapport d'activité du Conseil national du sida
1989-1994*, a été signé avec Alain Sobel, vice-président du
CNS pendant la présidence de Françoise Héritier.

SOURCES

Composer avec le danger
1989. Intervention à la table ronde, in J.-M. Dupuy *et al.*, éds, *Sida 2001 Aids 2001 : compte rendu de la réunion organisée aux Pensières à Veyrier-du-Lac ANNECY (22-23/4/1989)*, Lyon, Fondation Marcel Mérieux, p. 265-269, 273-274.

1990. « Sida : le défi anthropologique », *Actions et recherches sociales* 1 (Actes du colloque « Sida : actions et recherches sociales », organisé par l'Association pour la promotion des sciences sociales appliquées et par le Réseau interuniversitaire de formation des formateurs, Paris XII, 30 novembre 1989. Numéro spécial : « Médecines et sociétés »), p. 13-19.

1990. « Sida et anthropologie symbolique du corps », in M. Azoulay, A. Ioan et R. Mézin, éds, *Journées de techniques avancées en gynécologie, obstétrique et périnatalogie. Ménopause. Sida, grossesse et société*, Paris, Arnette, p. 189-196.

1990. « Le parti pris éthique » (avec Alain Sobel), *Revue française des affaires sociales* 44 (numéro spécial : « Les années Sida », hors-série, octobre 1990, p. 35-51).

1990. « Le Conseil national du sida : les grandes lignes du C.N.S. Un entretien avec Françoise Héritier-Augé : réserves et ambitions », *SIDA 90* 15, p. 8-12.

1991. « Sida et éthique médicale. Le parti pris éthique » (avec Alain Sobel), in J.-P. Jean, éd., *Sida. L'enjeu du droit*, Paris, École nationale de la magistrature, A.F.L.S. – Bordeaux, Association d'études et de recherches de l'École nationale de la magistrature, p. 104-110.

1992. « Sida et droits de l'homme », *Infothèque Sida. Revue de l'Institut suisse de droit comparé* 6, p. 1-2.

Savoirs et représentations
1990. « La transmission. Savoirs et représentations », ms.

Les maladies sexuellement transmissibles
1990. Intervention au Colloque *MST*, 24 avril 1990, ms.

Les sociétés traditionnelles face aux épidémies
1992. « Les sociétés "traditionnelles" face aux épidémies », in *Actes du troisième Congrès international d'éthique médicale* (Paris, 9-10 mars 1991), Paris, Ordre national des médecins, p. 293-299.

Ce mal invisible et sournois
1992. « Ce mal invisible et sournois », *Autrement* 130 (série Mutations – numéro thématique dirigé par C. Thiaudière : « L'homme contaminé : la tourmente du sida »), p. 148-157.

1993. « Questions d'éthique », *Informations sociales* 32 (dossier : « Sida, état des lieux »), p. 66-72.

1996. « Préface », in Paul Farmer, *La Victime accusée*, Paris, Karthala (« Médecines du Monde »), p. 5-9.

Pourquoi le sida fait-il peur aussi aux médecins ?
1994. « La médecine psychosociale à la recherche d'elle-même » (conférence à Lausanne, 19 mars 1994), ms.

Éthique et dépistage
1992. « Éthique et Sida : expériences françaises », in *Conférence maghrébine sur le Sida et les rétrovirus* (Marrakech, 27-30 mai), ms.

1993. *AIDS. La Sfida antropologica*, F. Maiello éd., note introductive de L. M. Lombardi Satriani, Roma, Edizioni del Pantheon (« Ventesimo Secolo »).

1993. « Éthique, dépistage et sida : la situation française », *Sidalerte*, 22 mars 1993, p. 30-31.

1993. « Discrimination sociale et droits de l'homme », in *AIDS/SIDA. Bases éthiques de la prévention du sida*, vol. II, Berne, Sida Info Doc Suisse, p. 24-33.

1994. « L'éthique : à propos du dépistage du sida », *Cahiers du Centre de sociologie de l'éthique* 1 (2e série), Paris, CNRS, p. 43-67.

1994. « Éthique et sida » (conférence à l'Institut français de Budapest, 7 novembre 1994), ms.

Le cadre européen

1993. « Sida : grandes questions de société, problèmes éthiques et cadre européen », in *Débat sur les questions d'actualité. Journées annuelles d'éthique 1993. Xe anniversaire*, 8 février 1993, Paris, Sorbonne.

1993. « Audition de madame Françoise Héritier-Augé, président du Conseil national du sida, accompagnée de monsieur Alain Sobel, vice-président du Conseil national du sida. Extrait du procès-verbal de la séance du 10 décembre 1992 », in *Rapport de la commission d'enquête sur l'état des connaissances scientifiques et les actions menées à l'égard de la transmission du sida au cours des dix dernières années en France et à l'étranger*, Assemblée nationale n° 3252, Rapport remis à monsieur le président de l'Assemblée nationale le 4 février 1993, dépôt publié au *Journal officiel* du 5 février 1993, p. 240-271.

Une responsabilité partagée

1991. « Préface » à E. Heilmann, éd., *Sida et libertés. La régulation d'une épidémie dans un État de droit*, Arles, Actes Sud, p. 11-14.

1995. « À propos de la pénalisation de la transmission du sida dans le système juridique français et suisse » (conférence prononcée à Genève le 26 octobre 1994 dans le cadre du Colloque « Transmission du virus du sida ; éthique et droits »), *Césure. Revue de la Convention psychanalytique* 8, p. 103-115.

Un révélateur social

1994. « Rapport général », in J.-P. Dozon et L. Vidal, éds, *Actes de l'atelier Les sciences sociales face au sida. Cas africains : autour de l'exemple ivoirien* (Bingerville, Côte-d'Ivoire, 15-17 mars 1993), Abidjan, Centre Orstom de Petit-Bassam, p. 381-389.

1997. « Préface », à *Le Sida en Afrique. Recherches en sciences de l'homme et de la société*, Paris, ANRS – ORSTOM, p. 7-9.

À l'ami qui ne m'a pas sauvé la vie

1993. « Il faut être vigilant », in *Actes des premières rencontres ARCAT-SIDA. Colloque Information et sida* (Paris, La Défense, 18-20 novembre 1992), *Journal du Sida* (numéro hors-série dirigé par F. Edelmann : « L'épreuve des vérités »), mai 1993, p. 42-44.

Du côté des enfants

1993. « Préface », in *Accueil et scolarité des élèves porteurs du VIH*, Paris, ministère de l'Éducation nationale, Direction des lycées et collèges. Bureau des actions de santé et de l'action sociale en faveur des élèves, 2 p.

Prévention et mentalités

1990. « Sida : la loi, la morale et le droit ; un entretien [par Françoise Brisset-Vigneau] avec F. Héritier-Augé », *Bulletin de l'Ordre des médecins* 5, p. 3-4 ; in F. Héritier, *Une pensée en mouvement*, textes réunis par S. D'Onofrio, Paris, Odile Jacob, 2009, p. 257-263.

1994. « Le modèle culturel de la femme africaine, un entretien [par Anne Guérin] avec Françoise Héritier-Augé », *Le Journal du sida* 64-65 (numéro spécial : « La femme et

l'enfant face au sida »), avril-septembre 1994, p. 33-34 ; in
F. Héritier, *Une pensée en mouvement*, textes réunis par
S. D'Onofrio, Paris, Odile Jacob, 2009, p. 263-266.

2005. « Entretien [par Aurélie Gal-Régniez]. Avec la
pandémie de VIH-Sida, "on est bien au cœur des rapports
sociaux de sexe" », *Équilibres et populations. Lettre
d'information* 93, janvier-mars 2005, p. 8-9.

La solidarité n'est pas perdue
1994. « La solidarité n'est pas perdue, entretien [par
Hélène Amblard] avec Françoise Héritier-Augé, membre du
Conseil national du sida, anthropologue », *Révolution* 762,
6-12 octobre 1994, p. 52-58 ; in F. Héritier, *Une pensée en
mouvement*, textes réunis par S. D'Onofrio, Paris, Odile
Jacob, 2009, p. 266-277.

L'épidémie dans toutes ses facettes
1997. « Entretien avec Françoise Héritier » [par Annie
Le Palec, Anne Luxereau, Jasmine Marzouk], *Journal des
anthropologues* 68-69 (numéro thématique : « Femmes
et sida »), p. 21-33 ; extraits in F. Héritier, *Une pensée en
mouvement*, textes réunis par S. D'Onofrio, Paris, Odile
Jacob, 2009, p. 277-290.

*Le Conseil national du sida : organisation et fonction-
nement*
1996. « Préface » (avec Alain Sobel), in *Éthique, sida et
société. Rapport d'activité du Conseil national du sida 1989-
1994* (*Rapport des travaux réalisés sous la présidence de F.
Héritier-Augé*), Paris, la Documentation française, p. 5-10.

Rapport sur le dépistage
1996. « Rapport suivi d'un avis sur le dépistage obligatoire
ou systématique du HIV », in *Éthique, sida et société. Rapport
d'activité du Conseil national du sida 1989-1994* (*rapport
des travaux réalisés sous la présidence de F. Héritier-Augé*),
Paris, La Documentation française, p. 101-104.

Prisons, sida et confidentialité
1996. « Rapport et avis sur les situations médicales sans absolue confidentialité dans l'univers pénitentiaire », in *Éthique, sida et société. Rapport d'activité du Conseil national du sida 1989-1994 (rapport des travaux réalisés sous la présidence de F. Héritier-Augé)*, Paris, la Documentation française, p. 156-182.

Conclusion – *L'évolution des perceptions*
1998. « L'évolution des perceptions et représentations du sida dans l'opinion publique », in A. Sobel, éd., *Éthique, sida et société. Rapport d'activité du Conseil national du sida*, T. II, 1994-1996, Paris, La Documentation française, p. 251-253.

BIBLIOGRAPHIE

Environnement africain : *Études et recherches* 118-119, Dakar (« Sida et tiers-monde »), 1987, 140 p.

Journal des Anthropologues 68-69, (« Femmes et Sida »), 1997.

L'Épreuve des vérités, Actes des premières rencontres Information et sida (L'Arche de la fraternité, 18, 19 et 20 novembre 1992), Paris, *Le Journal du sida*, 1993.

Le Sida en Europe : nouveaux enjeux pour les sciences sociales, index des communications présentées à la 2e Conférence européenne sur les méthodes et les résultats des recherches en sciences sociales sur le sida, Paris, Paris, ANRS (« Sciences sociales et sida »), 1998.

L'Observance aux traitements contre le VIH/sida. Mesure, déterminants, évolution, Paris, ANRS, 2001.

Revue française des affaires sociales, numéro hors-série, 44e année, 1990, Rapport du Conseil national du sida. Les assurances face au sida, rédaction par Emmanuel Desveaux.

Séropositivité, vie sexuelle et risque de transmission du VIH, Paris, ANRS, 1999.

Sexualité et sida, Recherches en sciences sociales, Paris, ANRS, 1995.

ALLMEN M. von, BASTARD B., CARDIA-VONÈCHE L., 1993. « Les femmes divorcées et le risque du sida : celles qui ferment les yeux et celles qui les ouvrent », *Dialogue* 121, p. 70-81.

ARON J.-P., 1988. *Mon Sida,* Paris, Christian Bourgois.

AUGÉ M., 1989a. « Point de vue socio-culturel », in J.-M. Dupuy *et al.*, éds, *Sida 2001 Aids 2001 : compte rendu de la réunion organisée aux Pensières à Veyrier-du-Lac ANNECY (22-23/4/1989)*, Lyon, Fondation Marcel Mérieux, p. 211-217.

—, 1989b. « Le territoire de la maladie », *Projections* 1, 39.

BAÏNILAGO L., 2004. *Praticiens biomédicaux, traditionnels et confessionnels, face au sida. Une étude anthropologique à Bangui (Centrafrique)*, thèse de doctorat en anthropologie, nouveau régime, Université de droit, d'économie et des sciences d'Aix-Marseille III.

BARDET J.-P. *et al.*, éds., 1988. *Peurs et terreurs face à la contagion*, Paris, Fayard.

BARRÉ-SINOUSSI F., 2012. *Pour un monde sans sida. Un combat partagé*, Paris, Albin Michel.

BARTHÉLÉMY M., 1994. *Le Sida. Des homosexuels aux hémophiles, les étapes de la découverte d'une maladie nouvelle aux prémisses d'un scandale de la vie publique*, CEMS (CNRS-EHESS), Rapport ANRS, 138 p.

BASTARD B., CARDIA-VONÈCHE L., MAZOYER M.-A., 1992. *Les Choix et les comportements affectifs et sexuels face au sida. Une étude sociologique auprès de personnes séparées ou divorcées*, Rapport ANRS/Centre de sociologie des organisations.

BÉLEC L., 1996. « La transmission post-natale du VIH via le lait maternel », *ANRS Information* 19, p. 30-36.

BENHAÏM M., 1994. « Parler pour vivre, écouter pour témoigner : un défi pour la psychanalyse », *Le Journal du sida* 61, p. 30-32.

BENOIST J., DESCLAUX A., éds, 1996. *Anthropologie et sida. Bilan et perspectives*, Paris, Karthala (« Médecines du monde »).

BIBEAU G., 1991. « L'Afrique, terre imaginaire du sida. La subversion du discours scientifique par le jeu des fantasmes », in G. Bibeau et R. Murback, éds, « L'univers du sida », *Anthropologie et société* 15 (2-3), p. 125-147.

—, 1994. « Une mémoire oubliée. Des traces archaïques dans une épidémie postmoderne », *Vice-Versa* 45, p. 40-44.

BIBEAU G., MURBACH R., 1991. « Présentation. Déconstruire l'univers du sida », in G. Bibeau et R. Murback, éds, « L'univers du sida », *Anthropologie et société* 15 (2-3), p. 5-11.

BILA B., 2008. « Anthropologie "chez soi" auprès de personnes vivant avec le VIH à Ouagadougou. Empathie, méthode et position des acteurs », *Ethnographiques.org* 17.

BOUCHET D., 1990. « Les psychanalystes devant le sida », *Revue Française de Psychanalyse* LIV (3), p. 865-873.

BROQUA C, 2006. *Agir pour ne pas mourir. Act Up, les homosexuels et le sida*, Paris, Les Presses de Sciences Po.

CADART M.-L., 2000. *Au risque du désir. Perception du risque de transmission mère-enfant du VIH, rapports au système de soins et procréation chez des femmes concernées par le sida et vivant en région PACA*, Mémoire de DEA d'anthropologie, Aix-en-Provence, Université d'Aix-Marseille III.

CALVEZ M., 1992. *La Sélection culturelle des risques du sida*, Université de Bretagne, Rapport ANRS, 259 p.

CARRICABURU D., PIERRET J., 1992. *Vie quotidienne et recompositions identitaires autour de la séropositivité*, Paris, CERMES-ANRS.

CASSUTO J.-P., REBOULOT B., 1991. *La Séropositivité au quotidien*, Paris, Odile Jacob.

CLATTS M., DEREN S., TORTU S., 1991. « What's in a name? La construction sociale du risque du sida chez les consommateurs de drogue à Harlem », in G. Bibeau et R. Murback, éds, « L'univers du sida », *Anthropologie et société* 15 (2-3), p. 37-52.

COLLIGNON R., GRUÉNAIS M.-E., Vidal L., éds, 1994. « L'annonce de la séropositivité en Afrique », *Psychopathologie africaine* XXVI (2).

COMBY L., DEVOS T., DESCHAMPS J.-C., éds, 1992. *Explication quotidienne et sida*, Lausanne, ISSP.

DE CENIVAL M., 2007. *Les Groupements communautaires et la recherche sur le VIH au Burkina Faso*. Paris, Sidaction, 35 p.

DELOR F., 1999. *Séropositifs. Trajectoires identitaires et rencontres du risque*, Paris, L'Harmattan.

DENIAUD F., 1991. « Sida, préservatifs et jeunesse urbaine en Côte-d'Ivoire. Un essai d'ethnoprévention », *Bulletin de liaison CNDT*, hors-série, p. 46-69.

DESCLAUX A., 1996. « La recherche anthropologique peut-elle contribuer à la lutte contre la discrimination envers les personnes atteintes par le VIH ? », *in* J. Benoist et A. Desclaux, éds, *Anthropologie et sida : bilan et perspectives*, op. cit.

—, 2008. « Les lieux du "véritable travail éthique" en anthropologie de la santé : terrain, comités, espaces de réflexion ? », *Ethnographiques.org* 17.

DESCLAUX A., EGROT M., 2003. « Le chiffre et ses interprétations. Logiques sous-jacentes aux discours médicaux contemporains sur le risque VIH », *in* A. Leca et F. Vialla, éds., *Le Risque épidémique*, Aix-en-Provence, Presses universitaires d'Aix-Marseille, p. 435-446.

DOZON J.-P., 1991. « D'un tombeau l'autre », *Cahiers d'études africaines* 31 (121-122), p. 135-157.

—, 1992. « Les limites d'une organisation rationnelle de la prévention », in N. Bon, P. Aïach et J.-P. Deschamps, éds., *Comportements et santé. Questions pour la prévention*, Nancy, Presses universitaires de Nancy, p. 28-35.

DOZON J.-P. *et al.*, éds, 1999. *Vivre et penser le sida en Afrique*, Paris, Karthala/IRD/Codesria.

DOZON J.-P., FASSIN D., 1989. « Raison épidémiologique et raisons d'État. Les enjeux socio-politiques du sida en Afrique », *Sciences sociales et santé* 7, p. 21-36.

Dozon J.-P., Vidal L., 1995. *Les Sciences sociales face au sida. Cas africains autour de l'exemple ivoirien* (Actes de l'Atelier de Bingerville, Côte-d'Ivoire, 15-17 mai 1993), Paris, Éd. de l'Orstom.

Egrot M., 2007. « Renaître d'une mort sociale annoncée : recomposition du lien social des personnes vivant avec le VIH en Afrique de l'Ouest (Burkina Faso, Sénégal) », *Cultures & sociétés* 1, p. 49-56.

Epelboin A. *et al.*, 1994. « Médecines traditionnelles, cultures et sida : séminaire de Bamako, Mali 7-8 février 1994 », vidéo, CNRS, Centre de documentation audiovisuelle en ethnomédecine URA 882-UPR 3121.

Epstein S., 2001. *Histoire du sida. 1. Le virus est-il bien la cause du sida ? 2. La grande révolte des malades*, 2 tomes, Paris, Les Empêcheurs de penser en rond.

Fabre G., 1992. « Les adolescents face à la prévention du sida », *Prévenir* 23, p. 105-115.

—, 1993. « La notion de contagion au regard du sida, ou comment interfèrent logiques sociales et catégories médicales », *Sciences sociales et santé* 11 (1), p. 5-32.

Fainzang S., 2006. *La Relation médecins-malades. Information et mensonge*, Paris, PUF.

Farmer P., 1996. *Sida en Haïti. La victime accusée*, Paris, Karthala (« Médecines du Monde »), 414 p.

Fassin D., 2008. « L'éthique, au-delà de la règle. Réflexions autour d'une enquête ethnographique sur les pratiques de soins en Afrique du Sud », *Sociétés contemporaines* 71, p. 117-136.

Favre P., éd., 1992. *Sida et politique, Les premiers affrontements (1981-1987)*, Paris, l'Harmattan.

Giami A., 1991. « De Kinsey au sida : l'évolution de la construction du comportement sexuel dans les enquêtes quantitatives », *Sciences sociales et santé* IX (4), p. 23-55.

—, 1992. « Les nouveaux paradigmes de l'épidémie », *Le Journal du sida* 43-44, p. 38-40.

—, 1993. « Une théorie sexuelle du sida », *Prévenir* 25, p. 79-90.

—, 1995. « Le sida dans le porno : entre fiction et réalité », *Quels Corps ?* 50, p. 200-213.

GIAMI A., VEIL C., 1994. *Des Infirmières face au sida. Représentations et conduites, permanence et changements*, Paris, INSERM.

GIROD I., 1993. *La Mort-sida, approche anthropologique d'une épidémie récente*, Neuchâtel, Université de Neuchâtel.

GOLDSMITH D. S., FRIEDMAN S. R., 1991. « La drogue, le sexe, le sida et la survie dans la rue. Les voix de cinq femmes », in G. Bibeau et R. Murback, éds, « L'univers du sida », *Anthropologie et société* 15 (2-3), p. 13-35.

GOT C., 1989. *Rapport sur le sida,* Paris, Flammarion.

GRECO D., 1992. « Éthique, pauvreté et sida », *Cahiers Santé* 2 (2), p. 122-129.

GRMEK M. D., 1988. *Histoire du sida. Début et origine d'une pandémie actuelle*, Lausanne, Payot.

GROS D., DE PUY J., 1993. *Piégés par le virus*, Berne, Staempfli.

GUIBERT H., 1990. *À l'ami qui ne m'a pas sauvé la vie*, Paris, Gallimard.

HIRSCH E., 1987. *Le Sida, rumeurs et faits,* Paris, Le Cerf.

JODELET D., OHANA J., BIADI A., RIXOU E., 1984. « Représentations de la contagion et du sida », in *Connaissances, représentations, comportements*, Paris, ANRS, p. 75-86.

LION A., 1992. « Sida, un combat spirituel ? », *Autrement* 130, p. 170-178.

LISANDRE H., 1993. « Fantasmes », *Le Journal du sida* (numéro hors-série : *Actes des premières rencontres Information et sida. L'épreuve des vérités*), p. 38.

MANDELBROT L., 1996. « Estimation du moment de la transmission du VIH de la mère à l'enfant », *Transcriptases* 44, p. 6-8.

MANN J., 1994. « Sida, santé et droits de l'homme », *Revue française des affaires sociales* 2, p. 161-195.

MASSERAN A., 1990. « La mise en scène médiatique du sida. De la peur au fatalisme », *Sida 90* 13, p. 40-43.

MATHIEU L., 2000. *Prostitution et sida : sociologie d'une épidémie et de sa prévention*, Paris, L'Harmattan (« Logiques sociales »).

MATHIEU S., 1993. « Ce corps étranger : quelques remarques à propos des représentations du corps chez les personnes atteintes par le VIH », *Agora* 25-26, p. 83-89.

MAURIAC N., 1990. *Le Mal entendu, le sida et les médias*, Paris, Plon.

MAXENCE J.-L., 1995. *Les Écrivains sacrifiés des années sida*, Paris, Bayard.

MENDÈS-LEITE R., 1992. « Pratiques à risque : les fictions dangereuses », *Le Journal du sida* 42, p. 44-45.

—, 1997. *Pour une approche des (homo)sexualités masculines à l'époque du sida*, thèse pour le doctorat en anthropologie sociale et ethnologie, Paris, École des hautes études en sciences sociales, 619 p.

MOATTI J.-P., BELTZER N., DAB W., 1993. « Les modèles d'analyse des comportements à risque face à l'infection à VIH : une conception trop étroite de la rationalité », *Population* 5, p. 1505-1534.

MOATTI J.-P., DAB W., POLLACK M., GROUPE KABP, 1992. « Les Français et le sida », *La Recherche* 247, p. 1202-1211.

MOATTI J.-P., SERRAND C., 1989. « Les sciences sociales face au sida : entre silence et trop parler ? », *Cahiers de sociologie et de démographie médicale* XXIX (3), 252.

MONTAGNIER L., 1994. *Le sida et la société française*, Paris, La Documentation française, 1994.

MURBACH R., 1991. « Médecins et patients au temps du sida : le cas de Montréal », in G. Bibeau et R. Murback, éds, « L'univers du sida », *Anthropologie et Société* 15 (2-3), p. 67-90.

PAILLARD B., 1993. « Le sida ou la mort repoussante », *Communications* 57 (« Peurs »), p. 87-99.

POLLACK M., 1988. *Les Homosexuels et le sida. Sociologie d'une épidémie*, Paris, Métailié.

POLLACK M., SCHILTZ M.-A., 1991. « Les homosexuels français face au sida. Modifications des pratiques sexuelles et émergence de nouvelles valeurs », in G. Bibeau et R. Murback, éds, « L'univers du sida », *Anthropologie et Société* 15 (2-3), p. 53-65.

POMMIER F., 1996. *La Psychanalyse à l'épreuve du sida.* Paris, Aubier.

PROLONGEAU H., 1997. *Une Mort africaine : le sida au quotidien*, Paris, Éditions du Seuil (« L'Histoire immédiate »).

RAYNAUT C., 1997. « L'Afrique et le sida : questions à l'anthropologie, l'anthropologie en question », *Sciences sociales et santé* 15 (4), p. 9-38.

ROZENBAUM W., SEUX D., KOUCHNER A., 1984. *Sida, réalités et fantasmes*, Paris, P.O.L.

RUFFIOT A., éd., 1992. *L'Éducation sexuelle au temps du sida,* Toulouse, Privat.

RUFFIOT A., MARTIN J., éds, 1995. *Les Familles face au sida,* Paris, Dunod.

SABATIER R., 1989. *SIDA, l'épidémie raciste*, Paris, L'Harmattan.

SAILLANT F., GENEST S., éds, 2005. *Anthropologie médicale. Ancrages locaux, défis globaux*, Québec, Les Presses de l'université de Laval – Economica – Anthropos (« Sociologiques »).

SAINT-JARRE C., 1994. *Du Sida : l'anticipation imaginaire de la mort et sa mise en discours*, Paris, Denoël.

SCHOEPF B. G., 1991. « Représentations du sida et pratiques populaires à Kinshasa », in G. Bibeau et R. Murback, éds, « L'univers du sida », *Anthropologie et société* 15 (2-3), p. 149-166.

SCHWARTZENBERG L., 1999. *C'est quoi le sida?*, Paris, Albin Michel.

SETBON M., 1992. Sida et dépistage à l'hôpital entre désordre et régulation, *Revue française de sociologie* 33, p. 189-211.

SICARD J.-M., KANON S., OUEDRAOGO L. A., CHIRON J.-P., 1992. « Évaluation du comportement sexuel et des connaissances sur le sida en milieu scolaire au Burkina

Faso », *Annales de la Société belge de médecine tropicale* 72, p. 63-72.

SONTAG S., 1979. *La Maladie comme métaphore,* Paris, Le Seuil.

—, 1989. *Le Sida et ses métaphores,* Paris, Christian Bourgois.

STEPHENSON P. H., 1991. « Le Sida, la syphilis et la stigmatisation. La genèse des politiques et des préjugés », in G. Bibeau et R. Murback, éds, « L'univers du sida », *Anthropologie et société* 15 (2-3), p. 91-104.

TARABAY M., 2000. *Les Stigmates de la maladie. Représentations sociales de l'épidémie du sida,* Lausanne, Payot.

VIDAL L., 1992a. « Sida et représentations de la maladie : éléments de réflexion sur la séropositivité et sa prise en charge (Abidjan, Côte-d'Ivoire) », *Cahiers des sciences humaines* 28, 1, p. 83-98.

—, 1992b. « Itinéraire thérapeutique et connaissance de la maladie chez des patients séropositifs pour le VIH (Abidjan, Côte-d'Ivoire) », *Cahiers Santé* 2 (4), p. 312-321.

—, 1992-93. « L'épreuve du sida. Une anthropologie entre éthique et terrain », *Journal des anthropologues* 50-51, p. 121-128.

—, 1994a. « Le temps de l'annonce. Séropositivités vécues à Abidjan », *Psychopathologie africaine* 26 (2), p. 265-82.

—, 1994b. « L'anthropologie, la recherche et l'intervention sur le sida : enjeux méthodologiques d'une rencontre », *Bulletin de l'APAD* 8.

—, 1996. *Le Silence et le sens. Essai d'anthropologie du sida en Afrique,* Paris, Anthropos – Economica (« Sociologiques »), 218 p.

—, 2000. *Femmes en temps de sida. Expériences d'Afrique,* Paris, PUF.

—, 2004. *Ritualités, santé et sida en Afrique. Pour une anthropologie du singulier,* Paris, Karthala.

TABLE DES MATIÈRES

Médecine & Sciences Humaines

Médecine, santé et sciences humaines. Manuel.
Collège des enseignants de sciences humaines et sociales
en médecine et santé

Philippe Amiel
Des cobayes et des hommes. Expérimentation sur l'être humain et justice.

Bernard Andrieu
Toucher. Se soigner par le corps.

Tom Beauchamp & James Childress
Les principes de l'éthique biomédicale.

Christian Bonah
Histoire de l'expérimentation humaine en France.
Discours et pratiques 1900-1940.

Sophie Chauveau
L'affaire du sang contaminé (1983-2003).

Claire Crignon-De Oliveira & Marie Gaille-Nikodimov
À qui appartient le corps humain? Médecine, politique et droit.

Frédéric Dubas
La médecine et la question du sujet. Enjeux éthiques et économiques.

Frédéric Dubas, Catherine Thomas-Antérion
Le Sujet, son symptôme, son histoire.

Ludwik Fleck
Genèse et développement d'un fait scientifique.

Jean-Claude Fondras
La Douleur. Expérience et médicalisation.

Emmanuel Fournier & Jean-Christophe Mino
Les mots des derniers soins.
La démarche palliative dans la médecine contemporaine.

Hanan Frenk & Reuven Dar
Dépendance à la nicotine. Critique d'une théorie.

Marie Gaille
La valeur de la vie.

Nicolas Kopp, Catherine Thomas-Antérion,
Marie-Pierre Réthy, Jean-Philippe Pierron
Alzheimer et autonomie.

Anne Lécu
La Prison, un lieu de soin?

Ce volume,
le vingt-deuxième
de la collection « Médecine & Sciences humaines »
publié aux Éditions Les Belles Lettres,
a été achevé d'imprimer
en avril 2013
sur les presses
de l'imprimerie SEPEC
01960 Peronnas

N° d'éditeur : 7626
N° d'imprimeur : 05425130410
Dépôt légal : mai 2013
Imprimé en France